女性のための
リフレクソロジー

女性の健康寿命を延ばす
簡単なリラクゼーショントリートメント

アン・ギランダース 著
玉嵜 敦子 訳

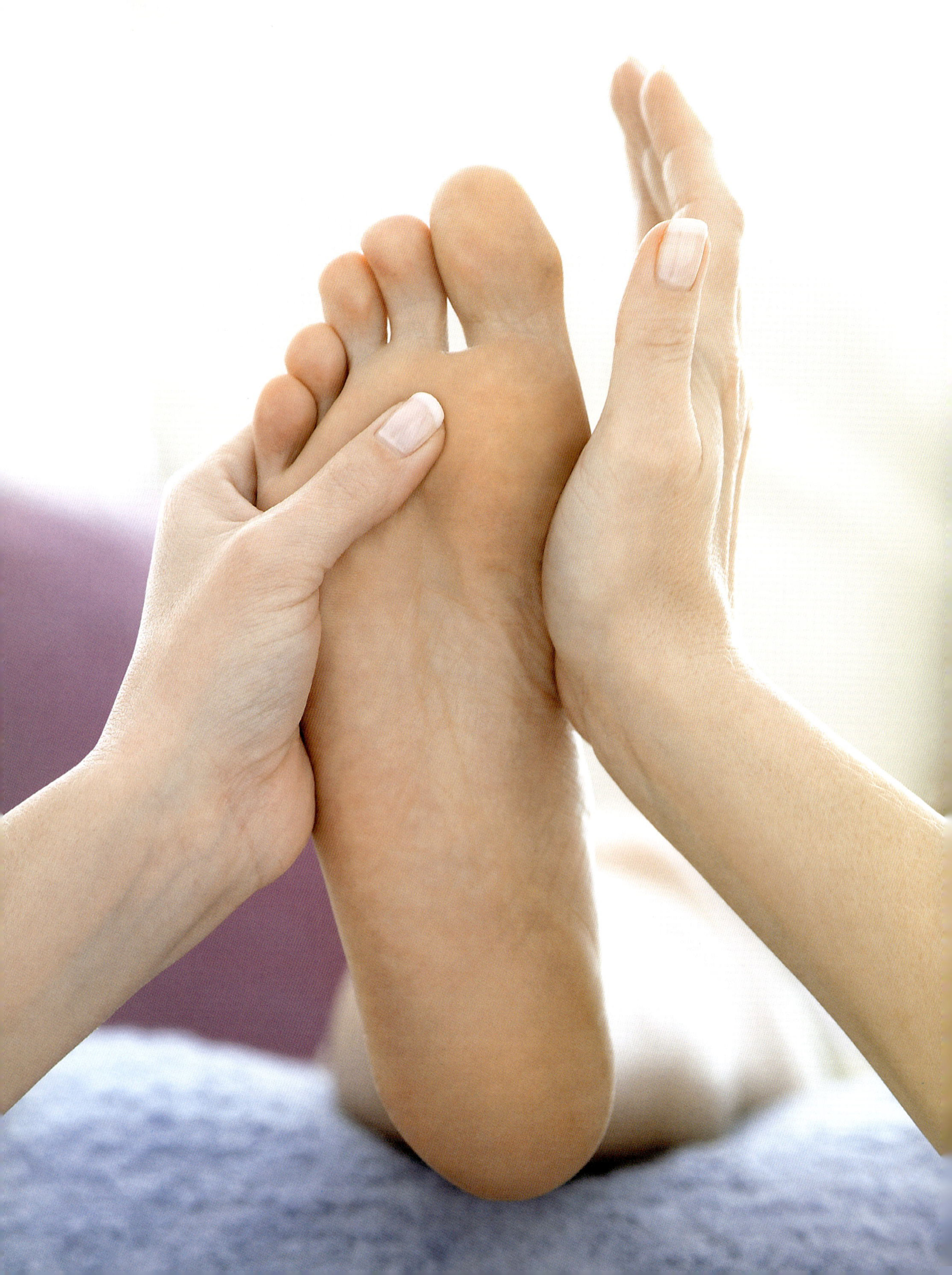

Reflexology for Women

目次

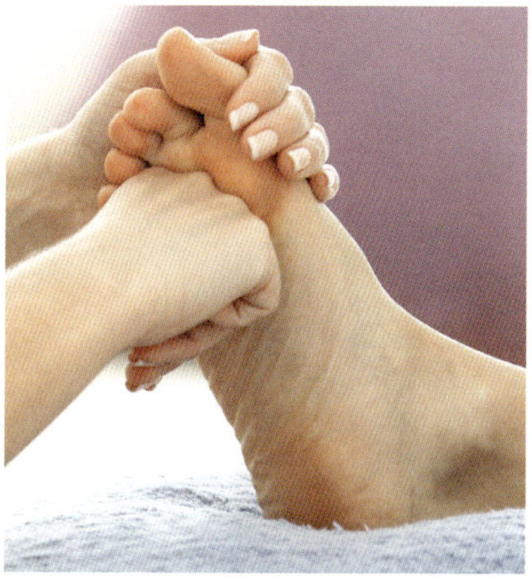
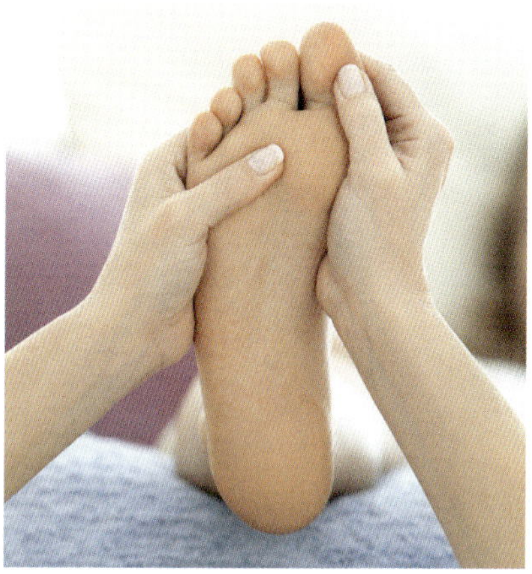
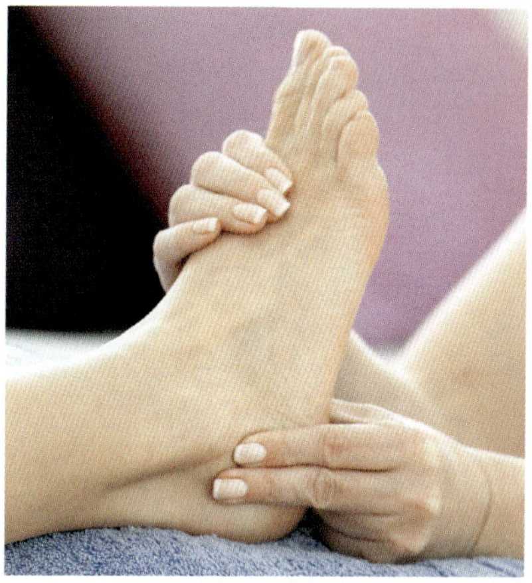

お断り

本書の記載内容は、医師の治療に代わるものではありません。必ず読者自身の判断と責任において利用してください。療養中の人は、必ず担当医師に確認してください。また妊娠中の女性は(特に流産の経験がある場合)、プロのリフレクソロジストの指導を受けて実践してください。

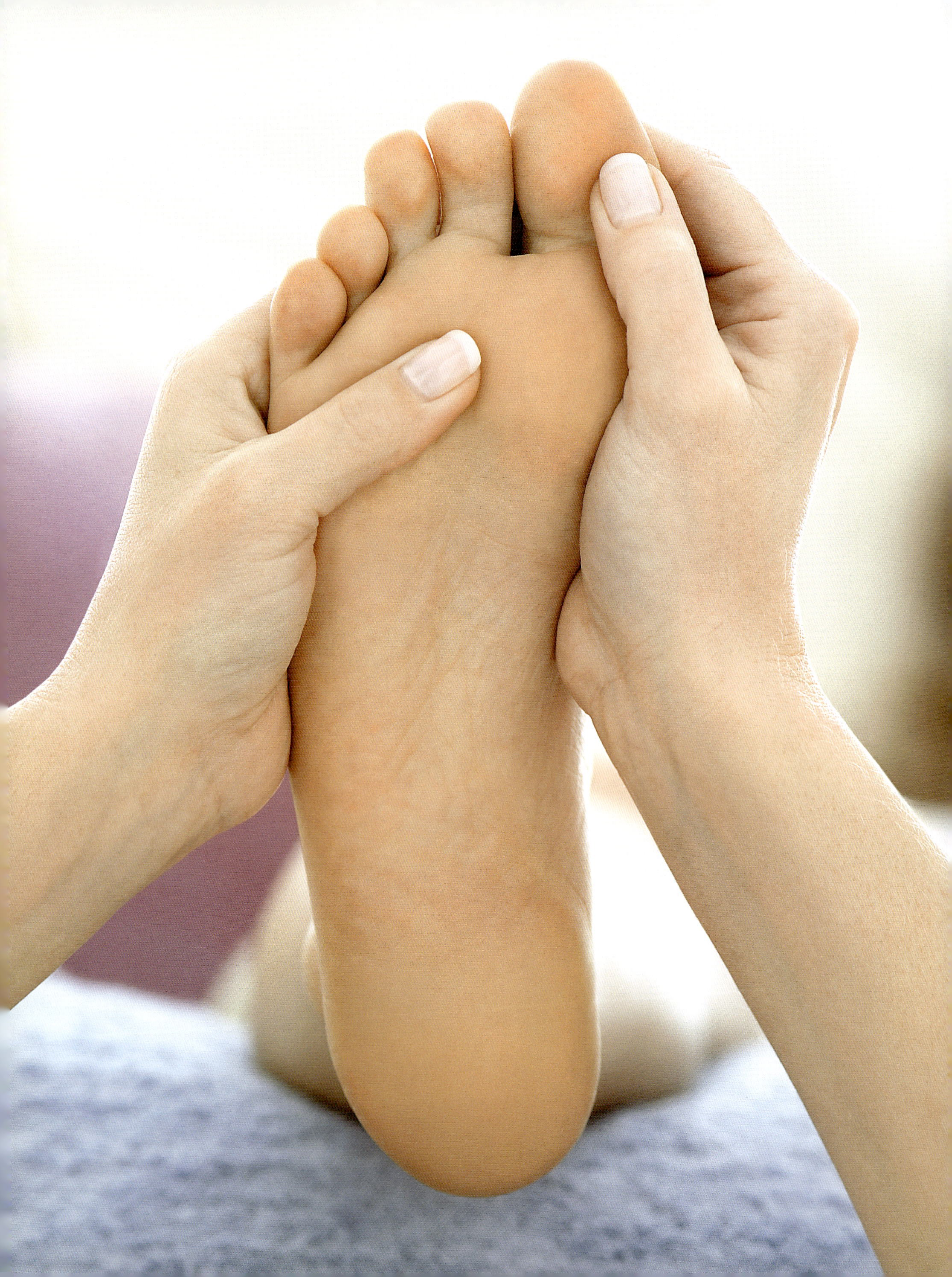

リフレクソロジーの基本

リフレクソロジーは、病気に対処し、体の自己治癒力を向上させる、非侵襲性の（体に傷をつけたり痛みを与えたりしない）療法です。特定の病気を治したいときも、緊張をやわらげて気分を良くしたいときも、リフレクソロジーは役立ちます。また、免疫システムを強め、身体の毒素を排出し、完全なリラクゼーションをもたらします。体は、ストレスがたまった緊張状態になると病気にかかりやすくなります。そのためリラクゼーションはとても重要です。

リフレクソロジーは、病気や機能不全に対処するためだけでなく、健康を維持するためにも利用できます。ストレスを減らす優れた方法であるリフレクソロジーは、より健康なライフスタイルを得るための第一歩となります。また、子宮内膜症、月経痛、卵巣嚢胞、不妊症など、女性の健康や生活の質を損なう多くの症状の改善に大きな効果があります。年齢を問わずすべての女性が、リフレクソロジーという自然療法によって、身体の病気とストレス性の症状を軽減できるのです。

リフレクソロジーの作用

リフレクソロジーは、紀元前2330年にエジプトで始まり、紀元前4世紀には中国で鍼治療と併用されました。中国の医師は、鍼を打った後に足を圧するセラピーを行って、体の経絡《けいらく》という道筋に沿って流れるエネルギー（気）を強めました。1930年代、アメリカの理学療法士ユーニス・イングハムがこの治療法を西洋にもちこみ、現代社会に合わせて改良しました。

リフレクソロジーの基本原理は、足に何千もの神経終末があることと、臓器、身体機能、体の各部位の反射点が足にあることです。リフレクソロジーは、この反射点に働きかけ、神経経路を通じて、事故、ケガ、病気によって緊張、鬱血、損傷した臓器の機能や体の部位に刺激を与えます。またリフレクソロジーは、緊張をほぐし、必要に応じて身体器官の毒素の排出を助け、痛みを大幅に軽減し、身体の自己治癒能力を高めます。リラクゼーションをもたらすことにより、精神的ストレスを解消するのにも大変役立ちます。

健康を取り戻す

私たちは何世紀ものあいだ、病気の治療に薬草を使い、ストレスや緊張を取り除くために瞑想、ビジュアリゼーション、リラクゼーションといった療法を利用してきました。心の緊張は、病気の原因となります。病気の自然な治癒は、体を自然な状態に戻すことが基盤となります。具体的には、規則正しい食事、呼吸法、そして身体に刺激を与えて生命力を適切な健康状態にまで引き上げるリフレクソロジーなどの療法を用います。健康の回復は、必ずしも医者、薬、手術によって得られるものではありません。むしろ患者自身が自分を治そうとする努力によって得られます。リフレクソロジーをはじめとする治療法は、病気の原因を発見して排除し、最も自然で侵襲性（体を傷つけたり痛みを与えたりする）が低い治療方法により、その人の全体に働きかけることを目的としています。

リフレクソロジストは、健康をたんに「病気でない状態」と考えません。さまざまな環境やストレスの下で、成長、適応できる、活力に満ちた状態を求めます。リフレクソロジーのアプローチは基本的に2つで、1つは自己治癒力を助けることです（しかし病気になってからリフレクソロジストを訪れる人がなんと多いことでしょう。健康な人が少なすぎます）。そして重篤な病気の人にとっても、リフレクソロジーは理想的な補完療法となります。在来の治療法と併せて行うと、患者はリラックスし、免疫システムを強化することができます。

ストレスの影響

残念なことに現代社会は、病気を招く生活習慣を助長しています。私たちは誰でも、タバコをやめ、もっと運動し、ストレスレベルを下げるべきであることを知っています。しかし、このようなライフスタイルの改善は、仲間の前にくると、あるいは商業的圧力の前に立つと、なかなか実行にうつせなくなります。

ストレスレベルが高い人は珍しくありません。私たちに毎日課せられる要求は、もはや対処が不可能かと思われるほど高くなっています。仕事のプレッシャー、家族との衝突、経済的不安、期限—このようなストレスの原因は、ごく一般的に存在します。

身体には、毎日の生活ストレスに対処する基本的なコントロール機構が備わっています。しかし、過剰なストレスが長期間続くと、身体は疲れきってしまいます。それが免疫システムに障害を起こし、以前より簡単に風邪や咳が長引いたり、高血圧、便秘または下痢、頭痛、重い月経や月経痛などの症状に悩むようになります。しかし、身体は回復しようと欲して病気を克服する、驚くべき力を持っています。リフレクソロジーのトリートメントは、その力を助け、年齢を問わずすべての女性に大きな効果をあげることができます。

リフレクソロジーの利点

リフレクソロジーのトリートメントは、安心感や幸福感を高め、トリートメントを行う人にも受ける人にも喜びをもたらします。また毒素の排出、緊張の緩和、身体の自然なバランスの回復にも役立ちます。

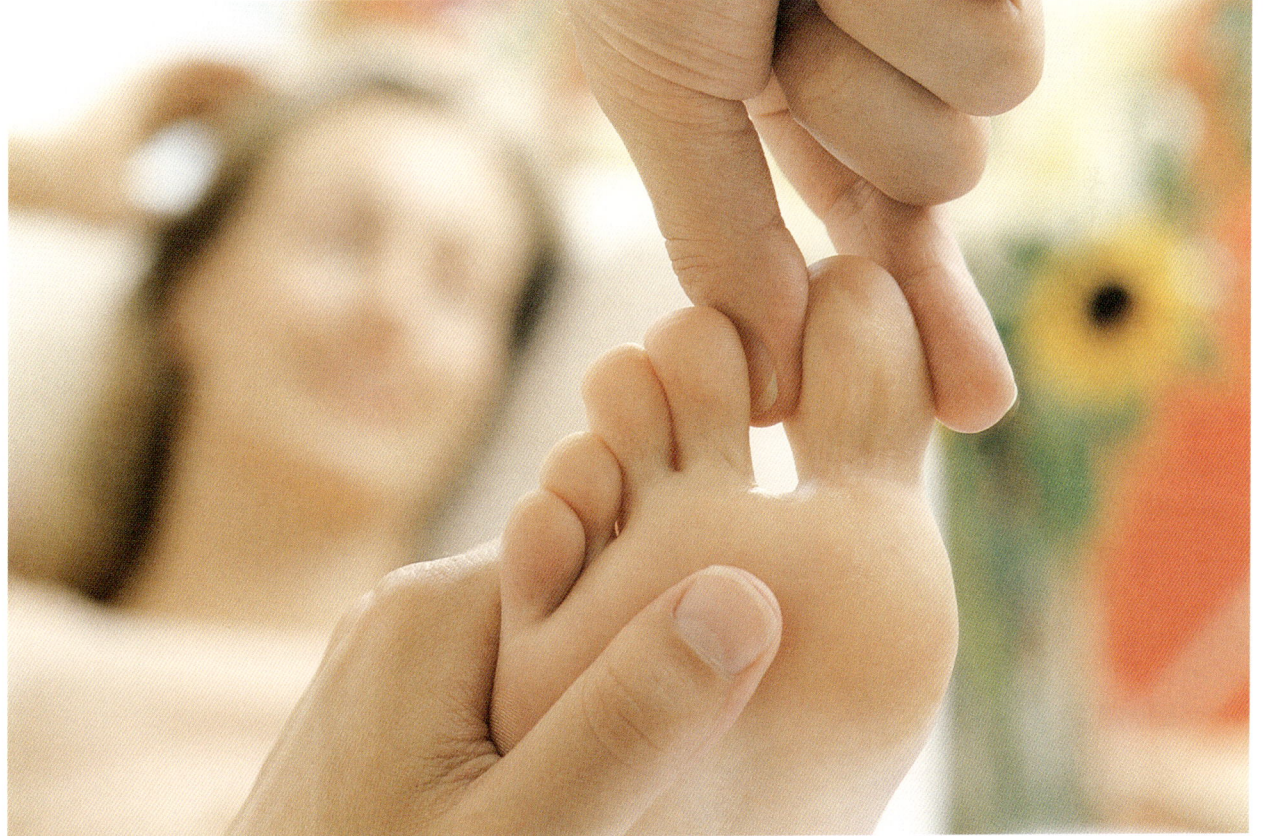

リフレクソロジーで体を治す

炎症、緊張、または鬱血によって身体が病んでいるとき、それに適応する足の反射点を押すと、とても敏感になっているのが分かります。足は、健康状態を正確に表しているのです。トリートメントでは、主に親指を使って、前方に這わせるように動かしながら、小さな反射点を深く押します(p. 116-117を参照)。

敏感な反射点は、身体の弱っている部分を警告していると考えられます。リフレクソロジーによって身体のアンバランスに適切に対処すると、病気を予防できることは少なくありません。なおリフレクソロジーで、過去にケガをした箇所が痛むことがあります。傷あとのある組織は、反射によって過敏になることがあるからです。

足はまさに身体を反映しています。右足は身体の右側を、左足は左側を支配します。つま先は、頭、肛門、眼、耳の反射区で、つま先の下は、肺、胸、肩の反射区です。

足の中央部分のラインは、消化器系と腸、泌尿器系と生殖器系につながっています。足の反射点は、体の部位と同じ順番で並んでいて、足の上側は身体の上の部分、足の下側は臓器機能と下半身に関係があります。

手と足

反射点は手と足にありますが、手は面積が小さいため、反射点を特定するのが困難です。足の反射点は手の反射点よりはるかに敏感で、治療も効果的です。

足のガイドライン

ここで示すガイドラインは、足のどの部分が身体のどの部分と関係があるかを示しています。ラインは足をおおまかに分けています。反射点はすべて、このラインの中にあります。例えば、排出器官の反射点は、骨盤ラインとウェストラインの間にあります。骨盤ラインの下には、生殖器官の反射点があります。

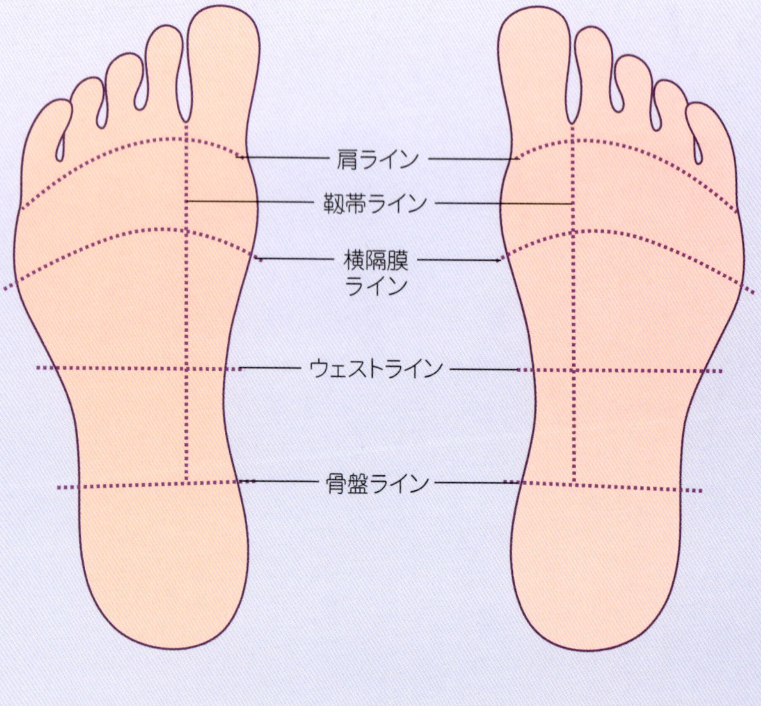

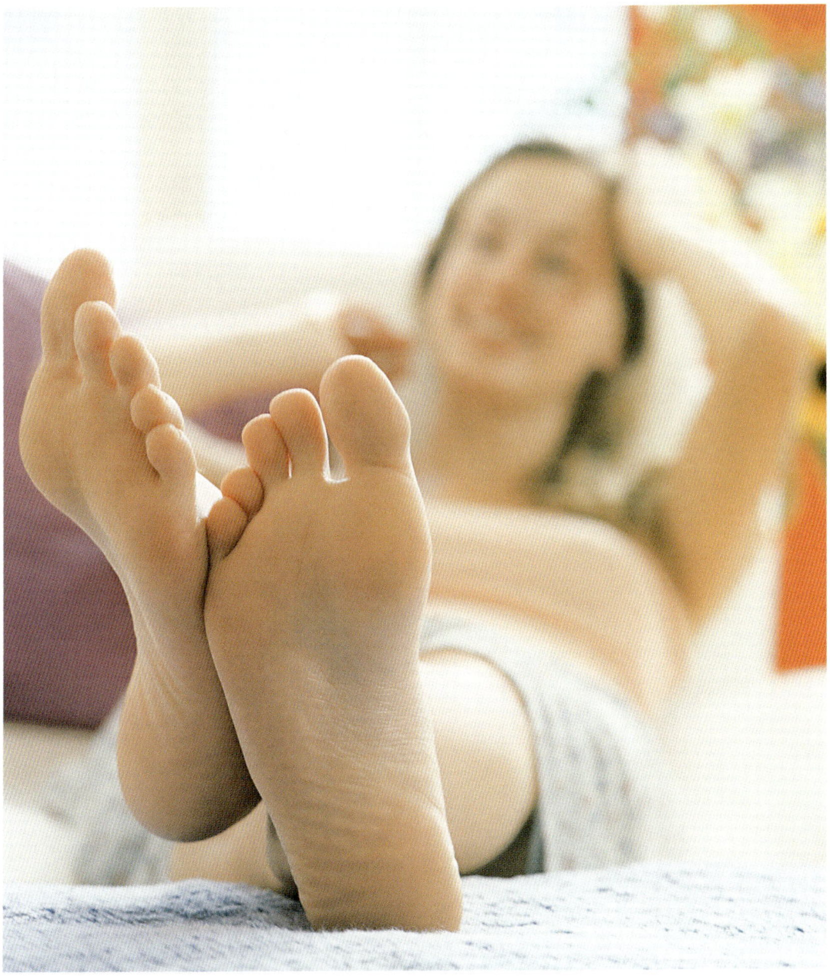

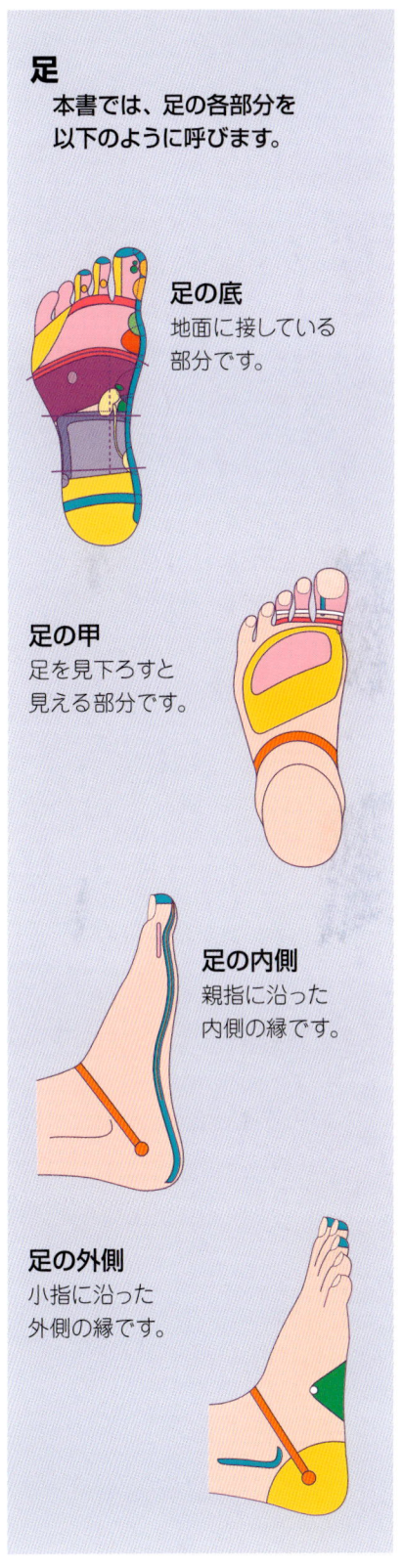

足

本書では、足の各部分を以下のように呼びます。

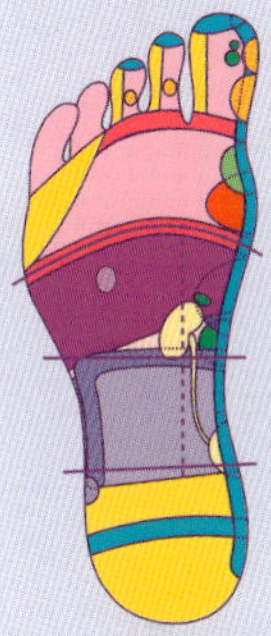

足の底
地面に接している部分です。

足の甲
足を見下ろすと見える部分です。

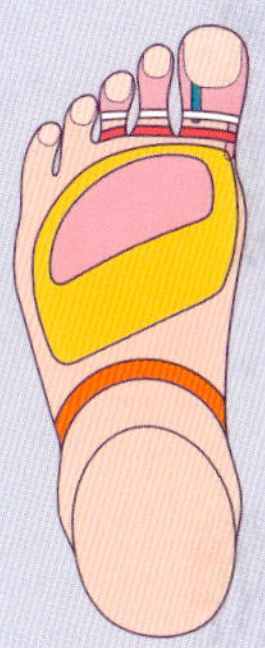

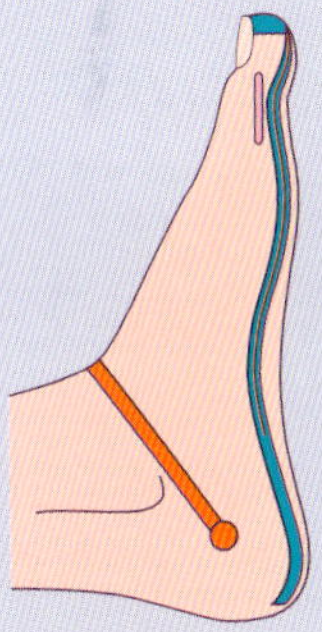

足の内側
親指に沿った内側の縁です。

足の外側
小指に沿った外側の縁です。

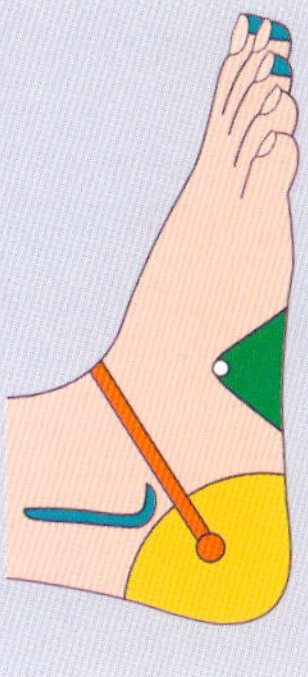

足の内側の縁—かかと内側から親指の内側を結んだライン—は、脊柱と中枢神経系に関係があります。

身体が治り始め、症状が軽くなると、足の反射点は敏感でなくなります。敏感な度合いが低くなったり、まったく敏感でなくなるのは、身体が治癒し、回復し始めている確かなサインです。健康状態が改善し、活力が戻るのを実感することでしょう。また大半の人が、トリートメント後によく眠れるようになったと感じます。

リフレクソロジーは、アロマテラピー、マッサージ、鍼治療、指圧など、他の補完療法と組み合わせても安全です。またホメオパシーや漢方療法を受けているときも、リフレクソロジーを利用することができます。ただし、必ず施術者に、現在受けている療法を知らせてください。

リフレクソロジーのテクニック

リフレクソロジーには、基本的に4つのテクニックがあります。それは、クリーピング、フッキングアウト、ローテーティング、スパイナル・フリクションです。それぞれのテクニックを、自信を持って行えるまで練習しましょう。押す強さは、トリートメントを受ける人によって変えます。より強く押される方が気持ちよいと感じる人もいます。必ず、トリートメントを受ける人が反射点の反応を感じられるくらい十分に、かつ痛くないよう力を入れましょう。総じて健康な人には、高齢者や体調が悪い人より強く押すことができます。詳しくはp. 114-123の足のフル・トリートメントを参照してください。

テクニックのヒント

- リフレクソロジーを行うときは、必ず爪を清潔にし、短く切りましょう。手のひら側から爪が見えてはいけません。
- 足にマッサージオイルを使用しないでください。皮膚がすべり過ぎて、正確に反射点を押すのが難しくなります。肌がとても乾燥している場合は、少量の保湿剤をのばしてください。

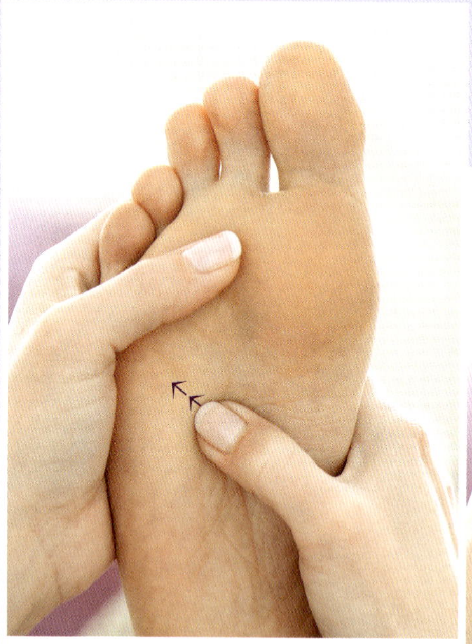

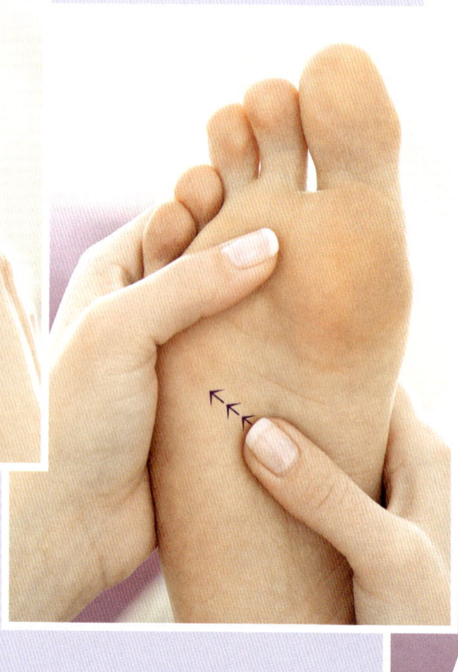

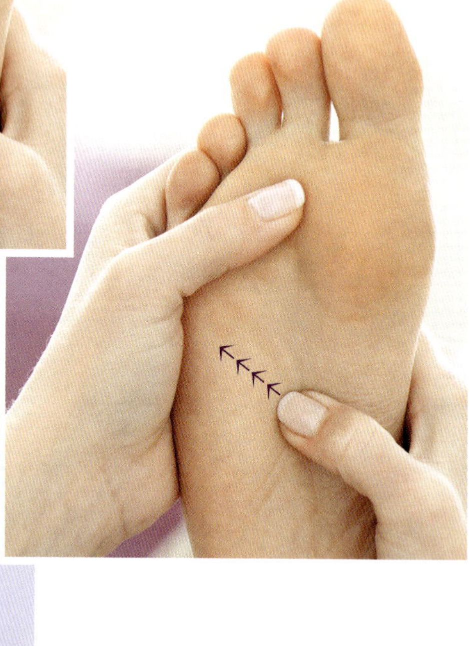

クリーピング

クリーピングは必ず前方向に行います。後方向に行ってはいけません。親指その他の指を足にあて、小さく規則正しく、キャタピラが進むように動かします。指は常に曲げた状態にし、腹の部分をあてます。
親指を動かすときは、針がたくさんささったピンクッションを想像してください。親指を持ち上げ、ほんの少し前に進んだら、ピンクッションに針を押し込むように圧力を加えます。

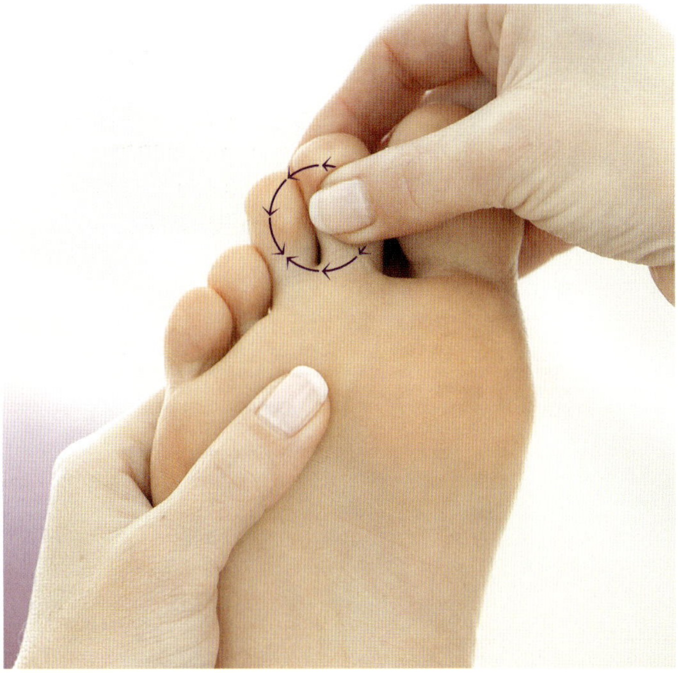

ローテーティング

このテクニックは、反射点に特別に強く刺激を与えたいときに行います。反射点に親指の腹をあて、内側に向かって、力強く小刻みに円を描きます。数秒間ずつ押しながら行うと、高い効果が得られます。

スパイナル・フリクション

脊柱に刺激を与え、温めるテクニックです。手のひらを足の親指側の縁にあて、上下に力強くさすります。

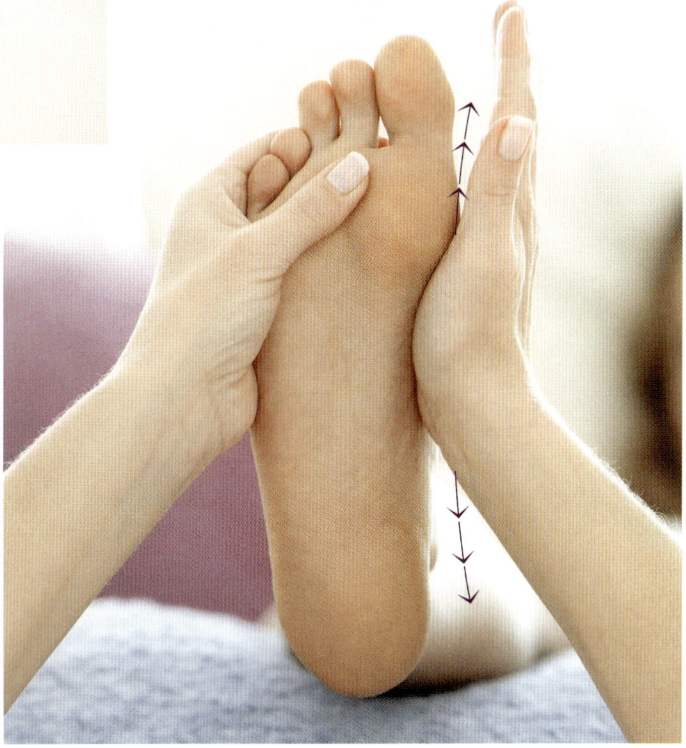

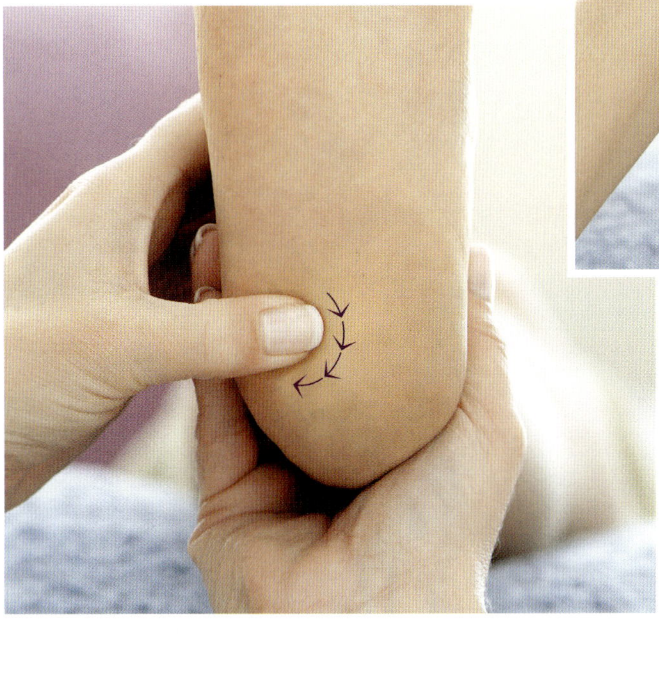

フッキングアウト

このテクニックは、回盲弁の反射点に刺激を与えるために行います。回盲弁は大腸と小腸をつなぐ弁で、その反射点は足の外側の縁にあります。左手の親指でこの反射点をしっかり押し、親指の腹で外側に向いたフック（Jの字）を描くように動かします。

フットマップ—足の底

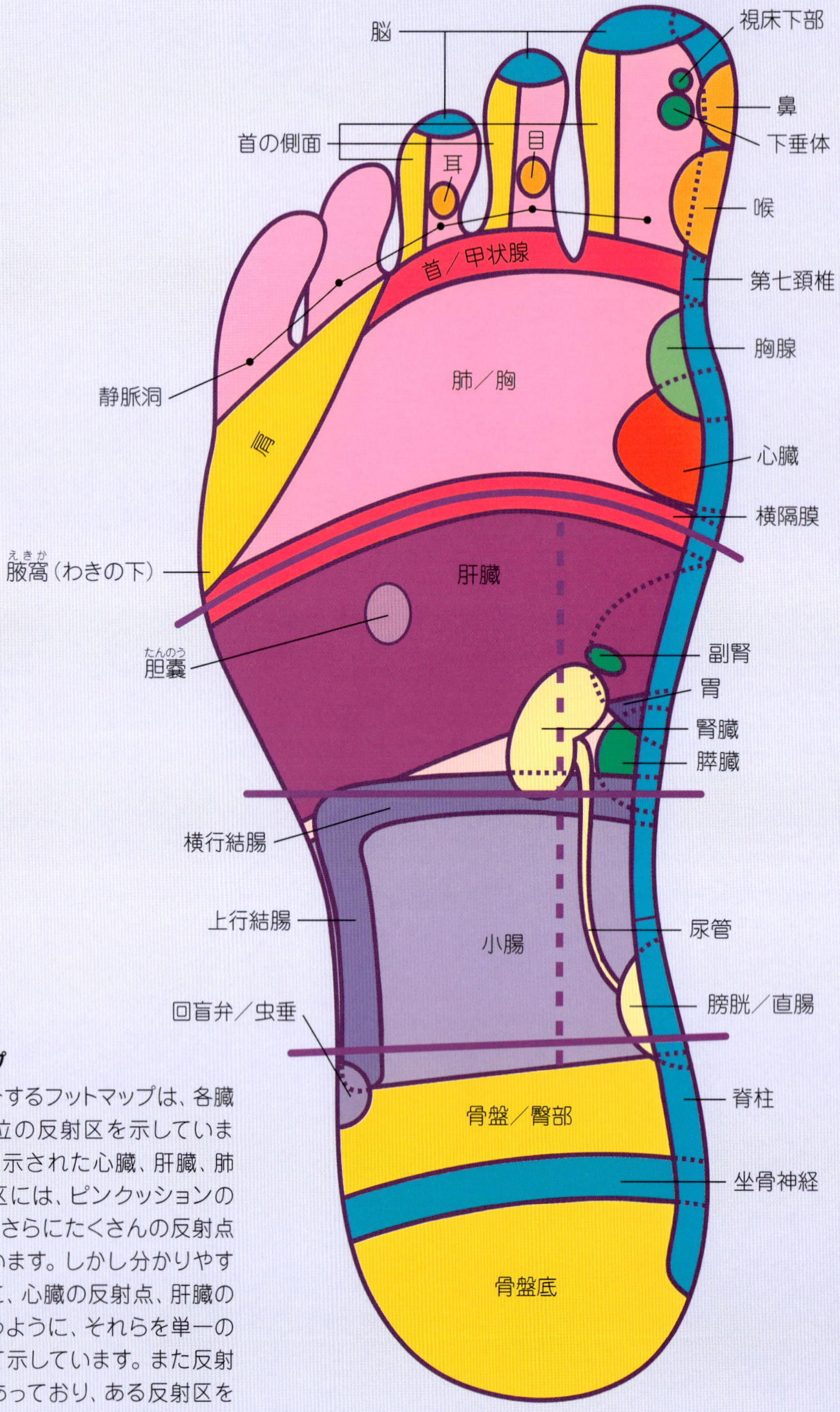

右　足

フットマップ

ここでご紹介するフットマップは、各臓器と体の部位の反射区を示しています。マップに示された心臓、肝臓、肺などの反射区には、ピンクッションの針のように、さらにたくさんの反射点が含まれています。しかし分かりやすくするために、心臓の反射点、肝臓の反射点というように、それらを単一の反射点として示しています。また反射区は重なりあっており、ある反射区を押しているときに、他の反射点に刺激を与えていることは少なくありません。

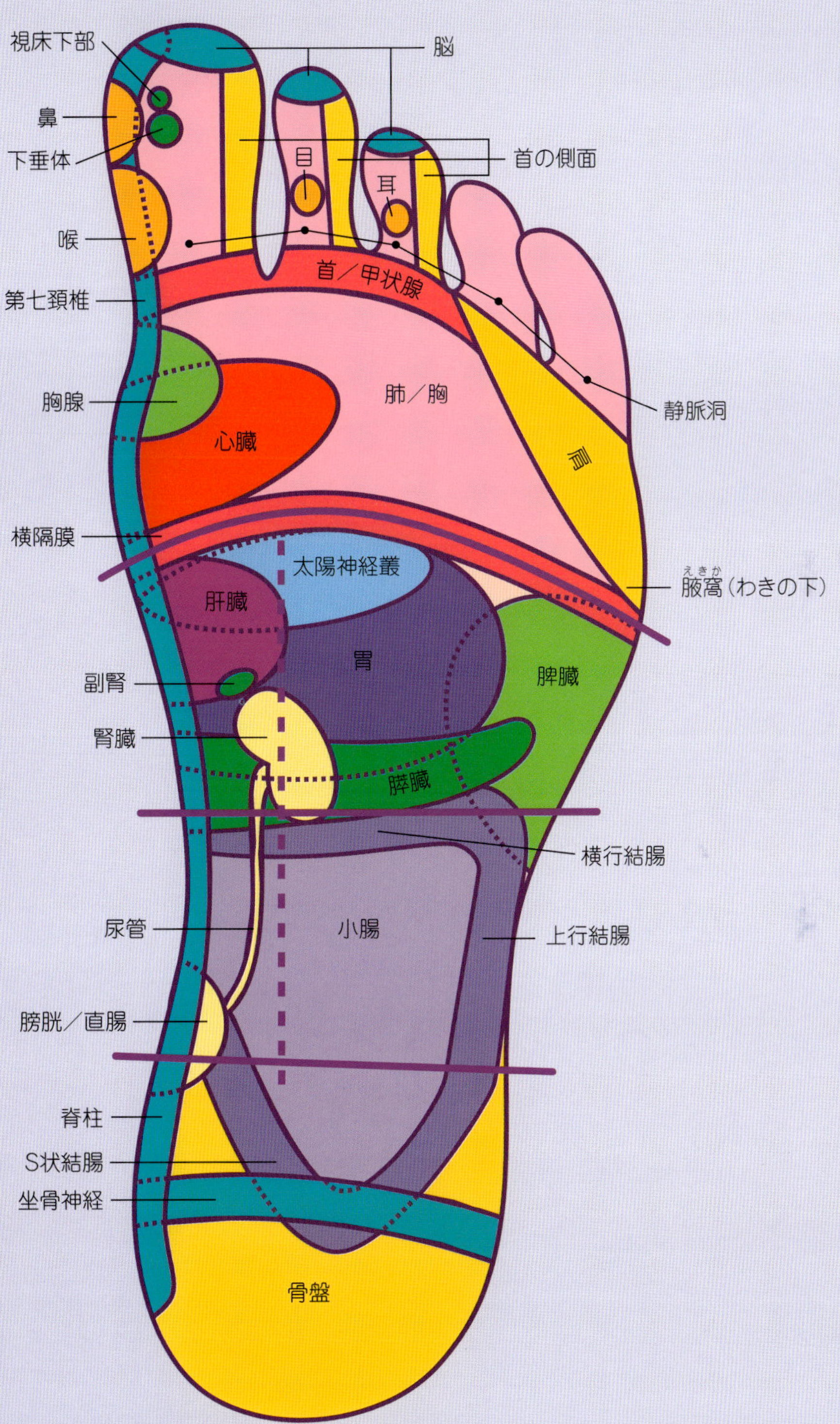
視床下部
脳
鼻
下垂体
目
首の側面
耳
喉
首／甲状腺
第七頸椎
静脈洞
胸腺
肺／胸
心臓
肩
横隔膜
太陽神経叢
腋窩《えきか》(わきの下)
肝臓
胃
脾臓
副腎
腎臓
膵臓
横行結腸
尿管
小腸
上行結腸
膀胱／直腸
脊柱
S状結腸
坐骨神経
骨盤

左 足

フットマップ―足の甲

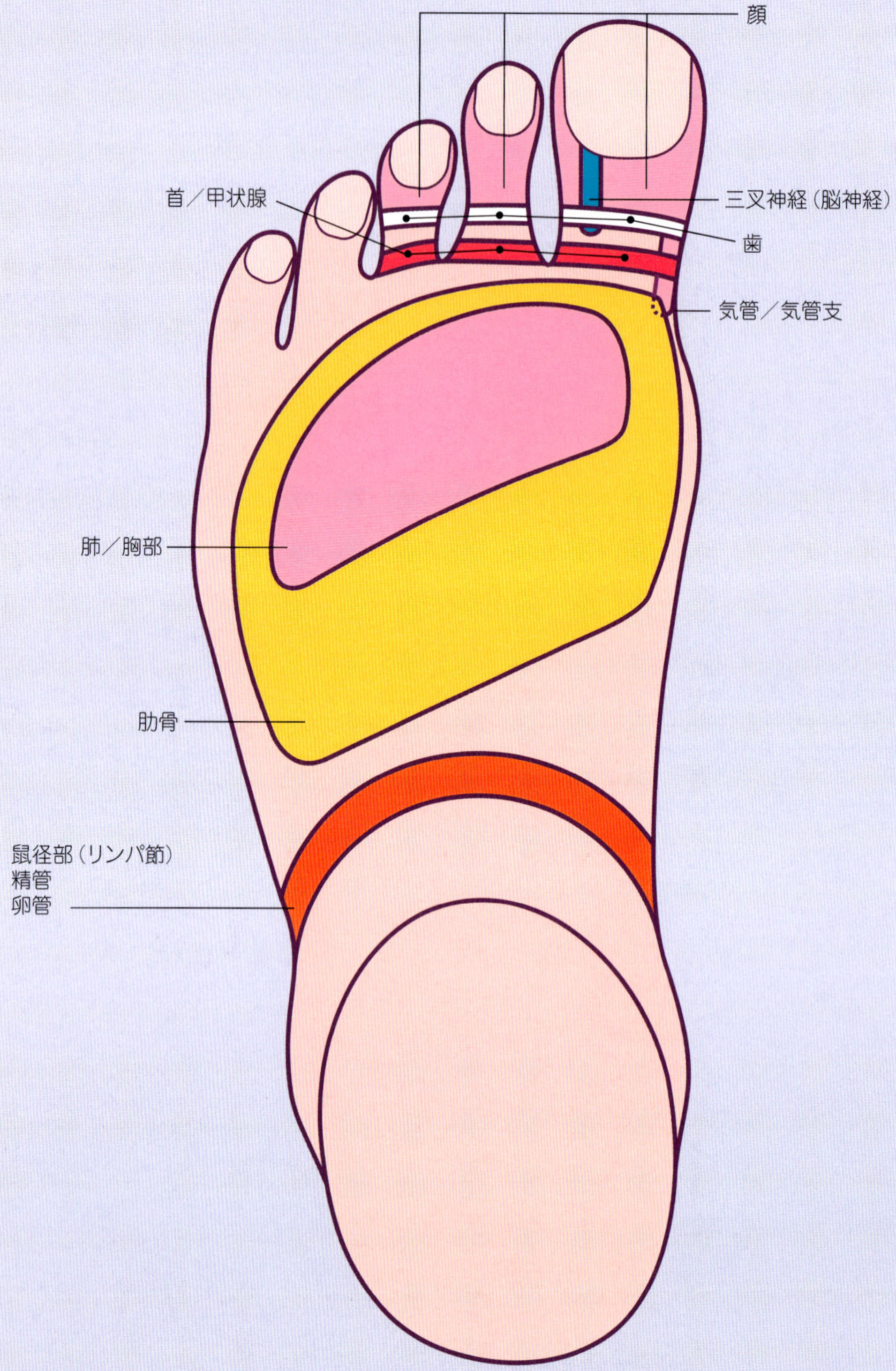

左　足

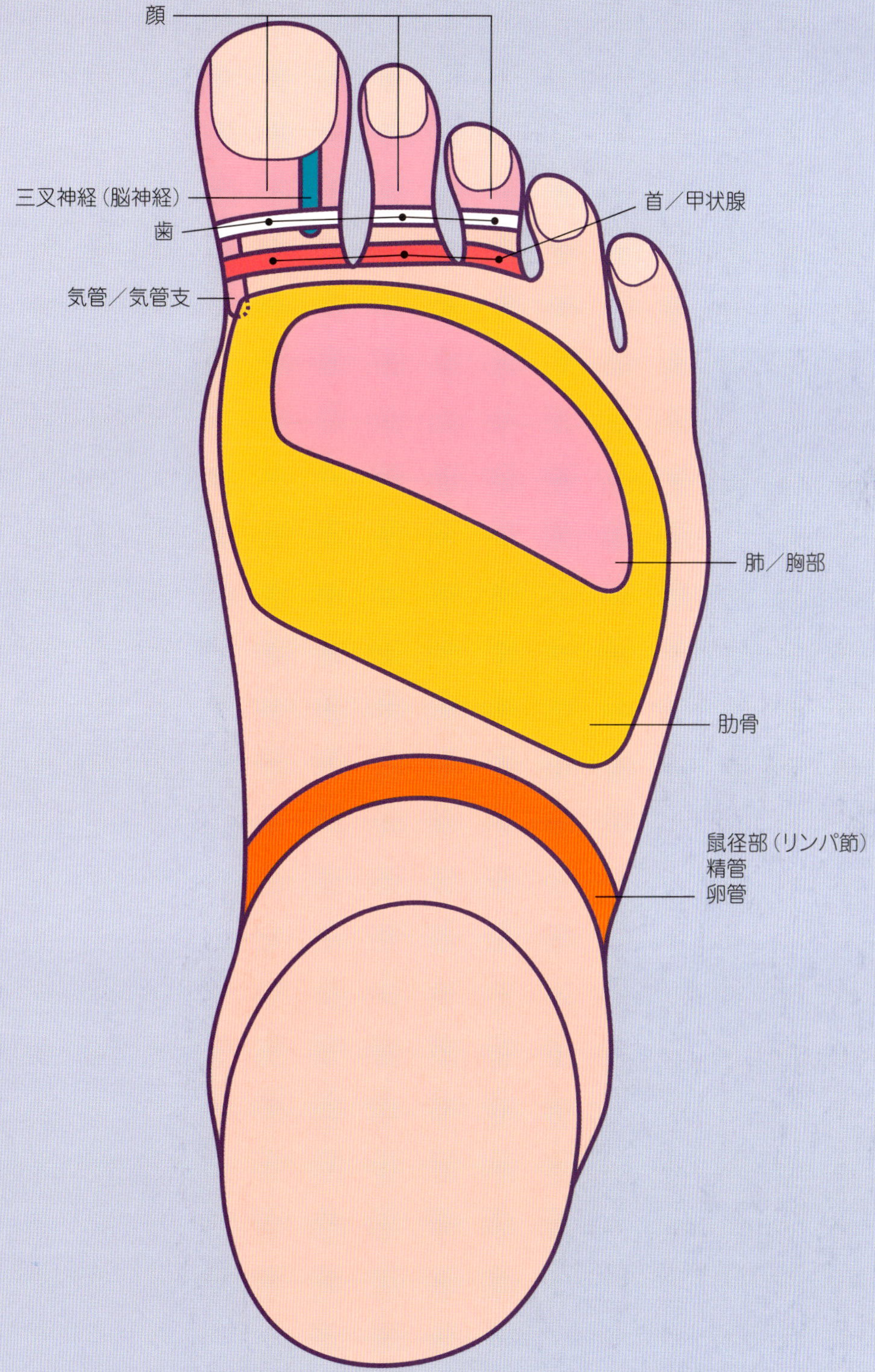

右　足

フットマップ—足の内側と外側の縁

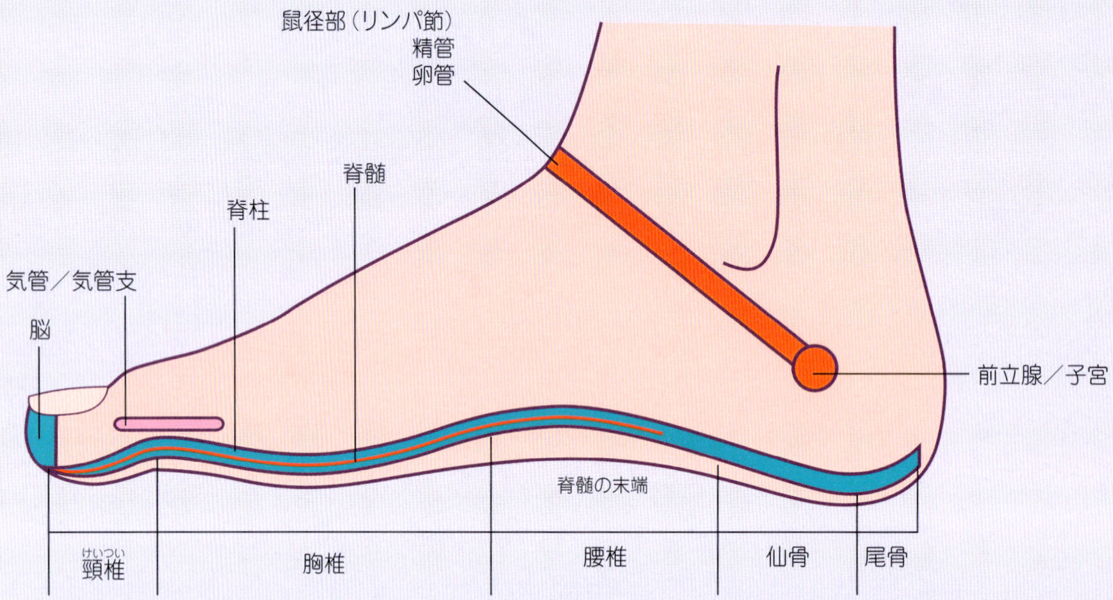

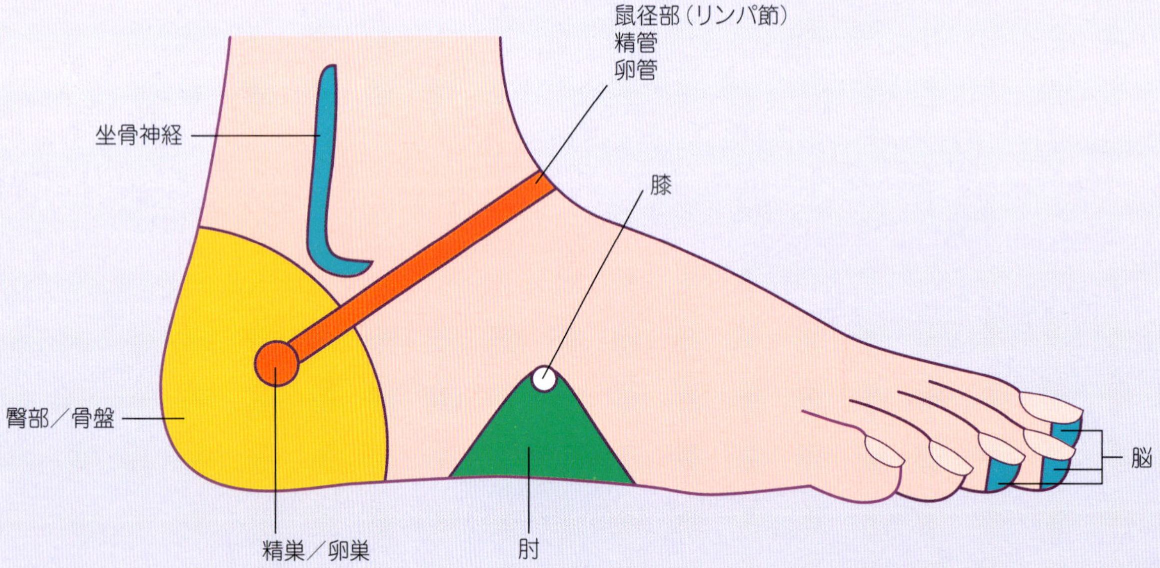

右 足

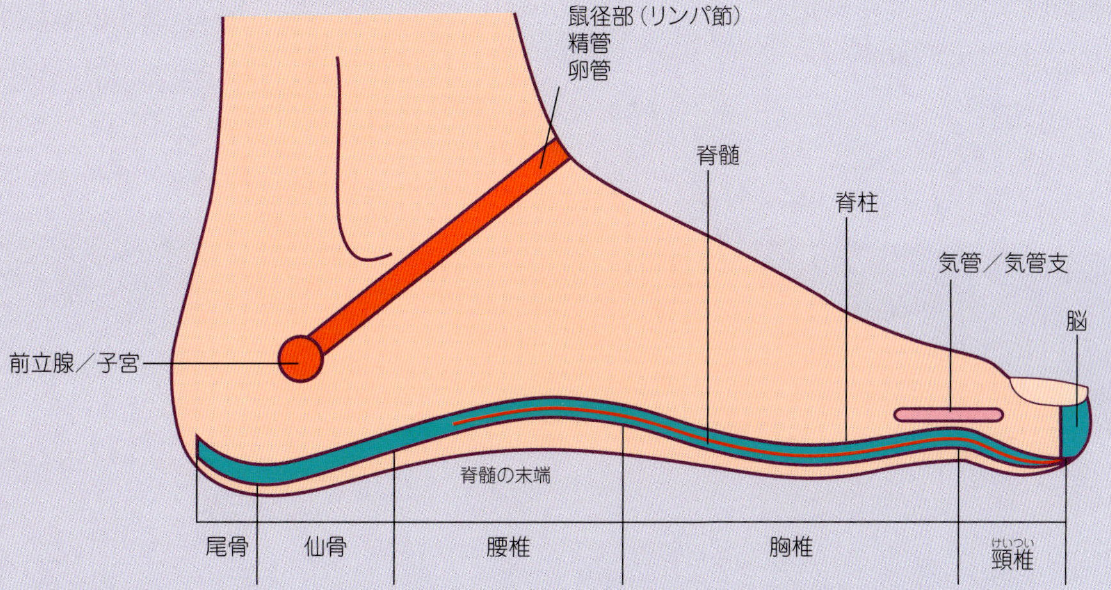
鼠径部（リンパ節）
精管
卵管
脊髄
脊柱
気管／気管支
脳
前立腺／子宮
脊髄の末端
尾骨
仙骨
腰椎
胸椎
頸椎《けいつい》

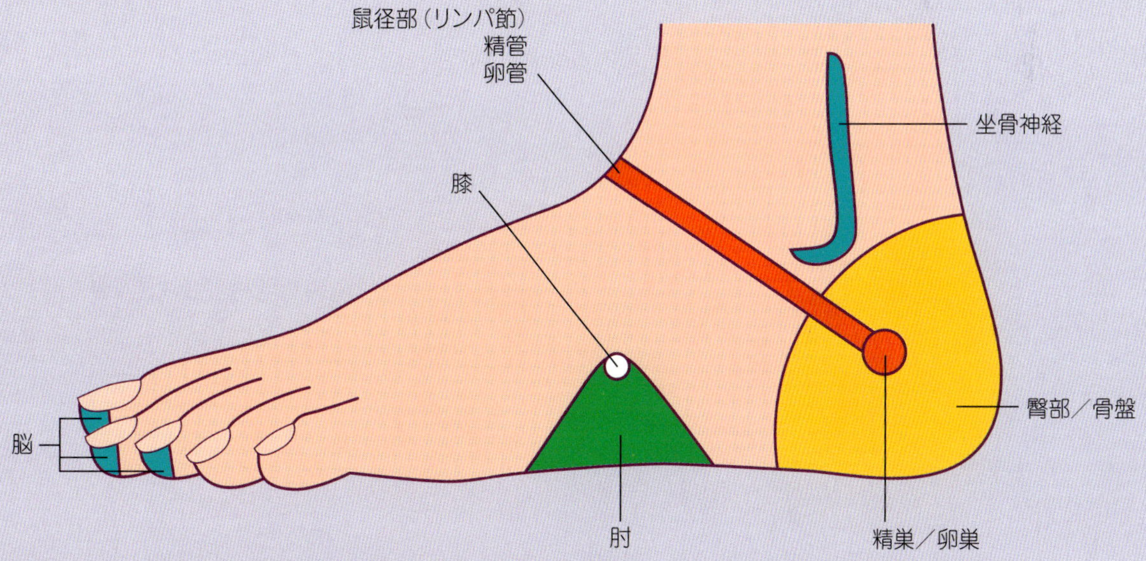
鼠径部（リンパ節）
精管
卵管
坐骨神経
膝
脳
臀部／骨盤
肘
精巣／卵巣

左　足

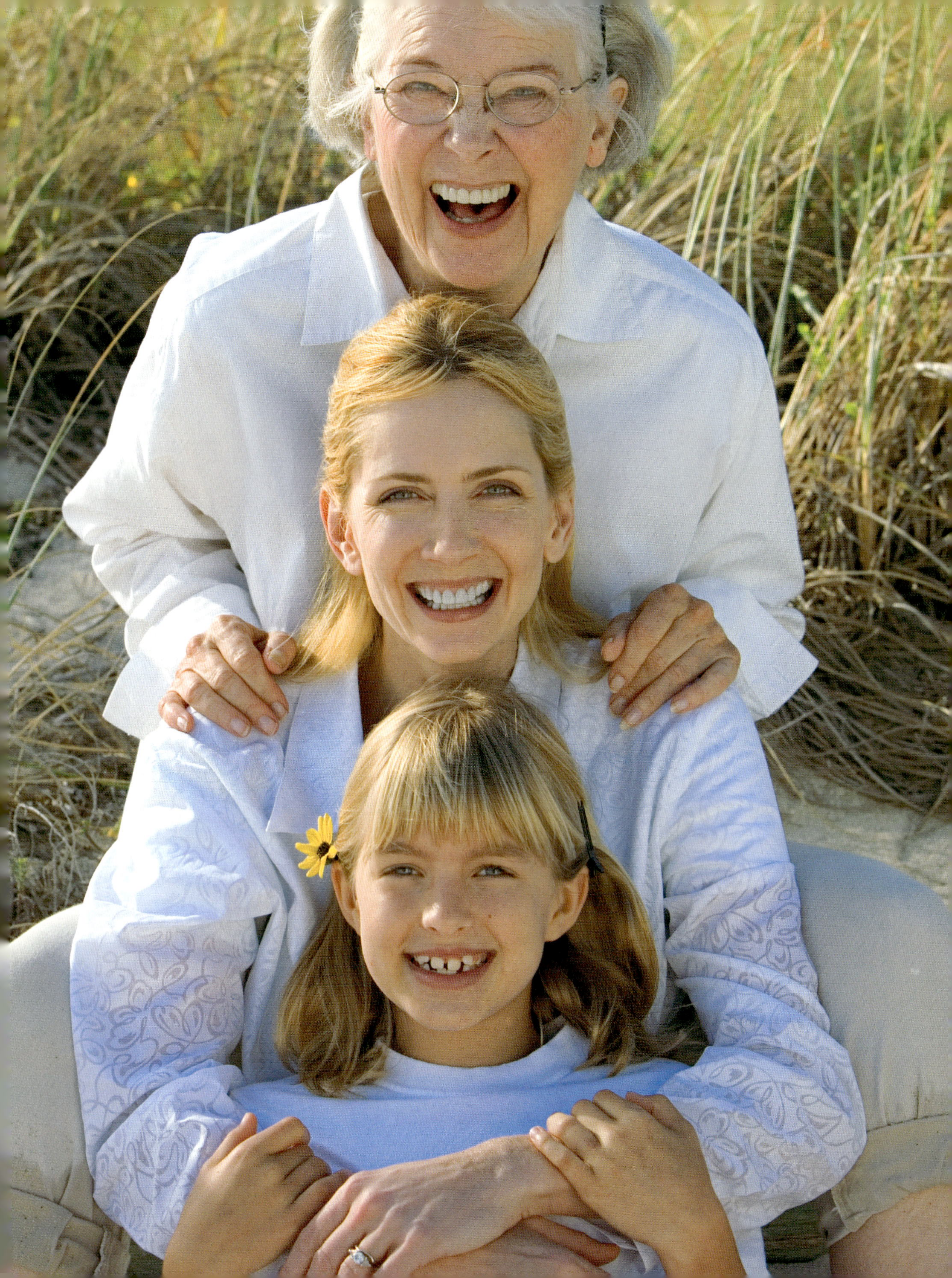

すべての年代の女性のリフレクソロジー

リフレクソロジーは、女性の健康やライフスタイルをおびやかす問題の多くを解決します。月経痛に悩むティーンエイジャー、不妊に悩む女性、ホルモン分泌の変化に伴うのぼせ、気分のむら、うつや不安といった症状を抱える更年期の年配女性など、リフレクソロジーのトリートメントはどの世代の女性にも効果があります。また、女性の10人に3人は悩んでいる非常に一般的な症状、「月経前緊張症」の精神的、身体的不快感を取り除くのにも役立ちます。

症状が深刻な場合は特に、プロのリフレクソロジーのトリートメントを受けたいと思うかもしれません。しかし本書の説明に従えば、友人や恋人とお互いにトリートメントを交換するのは難しいことではありません。以降の章であげる症状がある人は、足のフル・トリートメント（p.114-123を参照）を行ってから、残りの時間で特定の症状に効く反射点へのトリートメントを行ってください。時間がなければ、後者だけを行ってもよいでしょう。

いずれの場合もまず足を温め、リラクゼーション・エクササイズ（p.116-117を参照）を行ってください。各トリートメントを右足から行い、左足に同じことをくり返します。病気予防のために行う場合は、最低1ヵ月に1回はトリートメントを行うとよいでしょう。

月経障害

リフレクソロジーは月経前緊張症の不快感を取り除くほか、月経過多症や子宮内膜症といった症状の改善に役立ちます。

月経過多症(重い月経)

月経時に過剰に出血する月経過多症は、食事療法と定期的なリフレクソロジーで改善できます。ただし、どのような症状でもそうですが、効果的なトリートメントを行うには、まず原因を正確に特定することが必要不可欠です。

月経過多症の原因の1つは、アラキドン酸という脂肪酸の供給をコントロールする、子宮内膜の生化学的過程の異常にあります。アラキドン酸からは、プロスタグランジンが生成されます。しかし、このタイプのプロスタグラジンは、血流の増大と、血液凝固能力の低下を引き起こすことがあります。研究により、月経過多症に悩む女性は、アラキドン酸のレベルが異常に高いことがわかっています。したがって、プロスタグランジンの過剰な活動が、月経痛と過剰な出血の原因と考えられます。

また、甲状腺の不活性、ビタミンAの不足、避妊器具もこの症状の一因となります。その他の原因としては、子宮内膜ポリープや子宮内膜症などがあげられます。これらが該当しないかどうか、必ず医師に確認しましょう。

運動を続ける

水泳やウォーキングなどの運動を定期的に行うと、月経過多症など月経障害の改善に役立ちます。

セルフヘルプ

食事を少し変えたり、サプリメントを飲むだけで、月経過多症を軽減できることがあります。

- 食事中のアラキドン酸の供給源(動物性脂肪)を減らし、リノール酸(植物性脂肪)を増やします。ホウレンソウ、キャベツ、芽キャベツなど、緑の葉野菜を食べましょう。
- 鉄分のサプリメントは症状の予防に有効です。月経があり、妊娠する可能性がある年代の女性は、鉄分不足を防ぐために毎日補給すると良いでしょう。
- 研究により、月経過多症の女性のビタミンAのレベルは、驚くほど低いことがわかっています。処方に従ってビタミンAを1日2回、15日間飲むと、血中のビタミンAのレベルは正常値に戻ります。
- ハーブ療法では、月経過多症にブルー・コホッシュ、ハマメリス、シェパードパース(ナズナ)を用います。シェパードパースは昔から出産時に広く使用されており、大変効果があります。

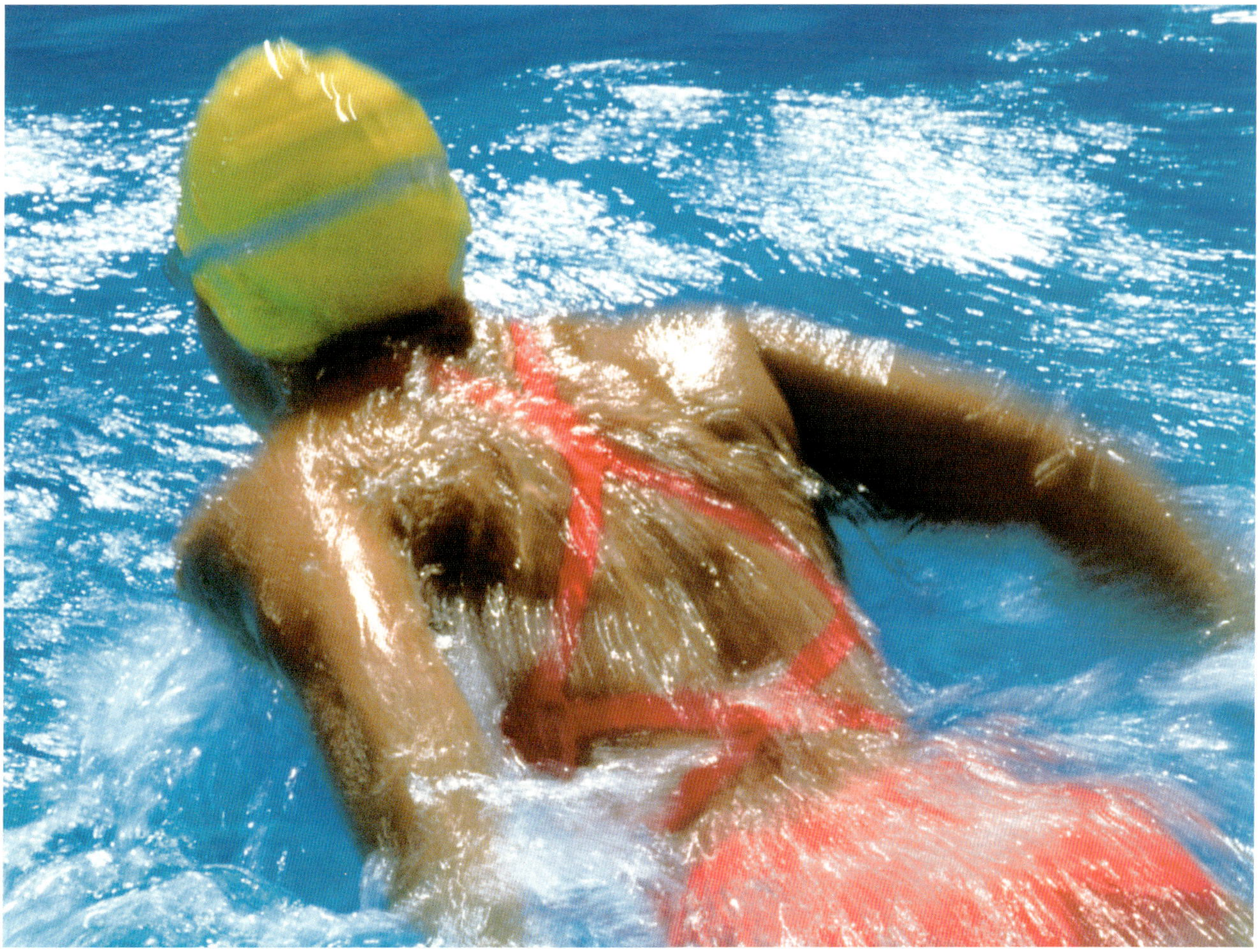

子宮内膜症

子宮内膜症とは、本来は子宮で成長する子宮内膜細胞が、子宮の外に出て骨盤腔で異常に成長する症状です。子宮内膜細胞が集合し、骨盤腔、卵巣、卵管、膀胱、腸、ときにはその他の部分に癒着し、過剰な鬱血や出血を引き起こします。卵巣上の子宮内膜組織が卵子の放出をさまたげ、子宮に卵子を運ぶデリケートな管を抑圧するため、受胎能力は通常低下します。

子宮内膜症は月経痛の主な原因であり、ますます増えています。また受胎能力にも悪い影響を与えています。子宮摘出手術を受ける女性の40～60%は、子宮内膜症であると算定されています。この数字は、子宮内膜症が手術の主な原因でない場合まで含まれます。子宮の外に出た子宮内膜細胞は、正常な月経周期に反応します。つまり月経周期に合わせてエストロゲン値が変化するため、子宮内膜組織が実際に減少しても、その女性が検査を受けるときには、もう一度増殖していることがあります。

セルフヘルプ

子宮内膜症の人は、コリン1000㎎、イノシトール500㎎に加えて、ビタミンB群のサプリメント(20～75㎎)を毎日とりましょう。最初の2つの栄養素はビタミンB群の一部ですが、(エストロゲンを生成する)肝臓の機能に最も大きな役割を果たすと考えられています。

定期的にジョギング、水泳、自転車などの有酸素運動や、スポーツジムでのワークアウトを行うと、エンドルフィンの放出が促されます。この物質は体に自然に生じる鎮静剤で、幸福感を生み、痛みを感じにくくします。

ビタミンB群を補う

子宮内膜症の原因については諸説あり、ホルモンのアンバランス、ストレス、特定の栄養素の不足などがあげられています。栄養素のなかでもビタミンB群は、月経痛をやわらげ、ホルモンバランスを整える働きがあるため、特に重要です。またエストロゲンを生成する肝臓の働きも助けます。ビタミンB群は、肉、魚、卵、乳製品、豆類、醸造用イーストに含まれています。全粒穀物もビタミンB群の供給源です。なおビオフラボノイドを豊富に含む柑橘類の果物を過剰に摂取すると、子宮内膜症の発症の原因になることがあります。

ストレスは、身体のビタミンB群を急激に消耗します。精製炭水化物やアルコールのとり過ぎも、代謝の過程でビタミンB群の組織を損なうため、同様の結果を生みます。なかでも白糖は、ビタミンB群を減少させる最悪の要因となります。

多嚢胞性卵巣症候群《たのうほうせいらんそうしょうこうぐん》(PCOS)

多嚢胞性卵巣の嚢胞《のうほう》は、実は未成熟の卵胞のかたまりです。必ずしも問題を起こすわけではありませんが、月経不順や無月経、顔や体の多毛、にきび、肥満、気分のむらなどの症状が現れることがあります。血液検査を行うと、ホルモンのアンバランスが確認できます。PCOSの原因の1つは、血中インスリンのレベルが高いことで、それによって正常な排卵がさまたげられています。

あらゆる外科的介入や薬物治療が有効ですが、必ず副作用が伴い、症状の原因に対処できるわけではありません。PCOS患者がまずやるべきことは、必要に合わせて体重を落とすことです。体重が減ると、ホルモンレベルが正常値に戻り始め、卵巣機能が改善します。

卵巣嚢胞《らんそうのうほう》

卵巣の表面や内側に、嚢胞《のうほう》とよばれる腫瘍がある女性はたくさんいます。嚢胞の大半は、中に水性の液体が入っていて、自然に消滅して問題を起こしません。嚢胞ができやすいのは、年齢20～35歳、出産経験がなく、喫煙し、1日に3単位以上のアルコールを摂取する人です。

なかには、卵巣嚢胞があってもまったく自覚症状がない女性もいます。それ以外の人には、月経不順、痛み、脇

セルフヘルプ

多嚢胞性卵巣症候群の人に役立つ、食事の改善とサプリメントをご紹介します。

- ヒヨコ豆や大豆など、天然のエストロゲンを含む食品を食べましょう。
- 規則正しく食事をとり、血糖値の急激な変化を招かないようにしましょう。血糖値の急上昇は、ホルモン作用に悪影響を与えます。
- 紅茶、コーヒー、コーラ、アルコール、チョコレートなど、刺激のある食品や飲み物は、副腎を刺激することを認識しておきましょう。副腎を刺激し過ぎると、男性ホルモンであるアンドロゲンの生成が過剰になり、排卵に障害が起きる可能性があります。
- クロムをとりましょう。クロムは、血糖値のコントロールを助け、体内のインスリンを調整するため、PCOS患者にとって重要なサプリメントです。

ホルモンバランスを整える食事

体内の過剰なエストロゲンは、ホルモンのアンバランスの原因になったり、助長したりします。食事の内容に十分に気をつけて、ホルモンのバランスを整えるメニューをとり入れると良いでしょう。ここにあげる食事のヒントは、ホルモンバランスを整え、ホルモンに関係する大半の症状を軽減するのに役立ちます。

新鮮なオーガニックフードを食べる

新鮮な果物と野菜を、できれば1日に最低5品目、たっぷり食べましょう。またオート麦、全粒パン、玄米などの全粒穀物を食べましょう。できるかぎりオーガニックフードを選びましょう。

脂肪の多い魚、ナッツ、種子を食べる

ニシン、サバ、イワシなど脂肪の多い魚や、ナッツと種子を食べましょう。ヒマワリやカボチャの種は、シリアルやサラダにふりかけると美味しくいただけます。なおサラダのドレッシングや料理用油には、オリーブオイルを使用しましょう。

水

水や、薄めた果汁をたっぷりとりましょう。

繊維

食事に含まれる繊維の量を増やしましょう。便秘がちな時は、水にとかしたサイリウム・ハスク（インドオオバコの種子の外皮）を1日2回飲みます。サイリウム・ハスクは腸の中で膨れて、腸壁による毒素の吸収・排出を助けます。

缶詰や加工食品をチェックする

缶詰や加工食品を買う前に、ラベルをチェックする習慣をつけて、添加物、保存料、人口甘味料を含む製品を避けましょう。

カフェインを減らす

カフェインをとり過ぎないようにしましょう。カフェインは紅茶やコーヒーにだけ含まれているわけではありません。チョコレートやチョコレートを使った製品、コーラにも含まれています。

砂糖を控える

精製か未精製かに関わらず、砂糖を控えましょう。体にとって価値がなく、血中のインスリンの急増を招きます。

ビタミンとミネラルをとる

- できれば毎日の栄養補給にニンニクを食べましょう。細胞に良い効果を与えます。
- 亜鉛は生殖器系に重要な役割を果たします。卵子の正常な発達と、男性の健康的な精子の生成に必要な物質です。
- ビタミンB群は、重要な解毒器官である肝臓に必要です。肝臓は過剰なエストロゲンを身体から排除します。
- フォルスユニコーンルートは、卵巣の機能を改善することが証明されています。
- エキナセアは、免疫系を強めるほか、異常細胞を破壊する身体の働きを助けます。

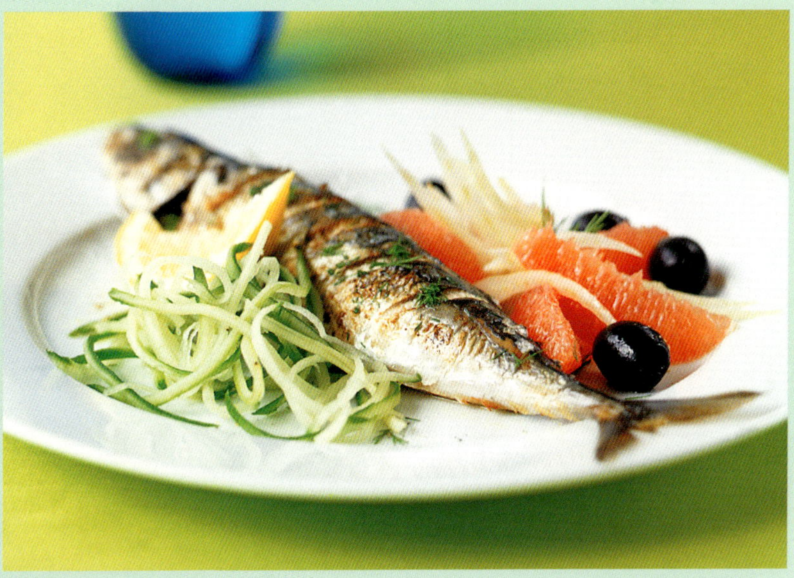

脂肪の多い魚

脂肪の多い魚を1週間に1回食べるだけでも、魚の汚染のリスクを考慮してもなお、健康に良い効果があることは明らかです。一般的に脂肪の多い魚を食べるのは、1週間に4回までが好ましいとされていますが、妊娠中や授乳中の女性は、1週間に2回までとする方が良いでしょう。

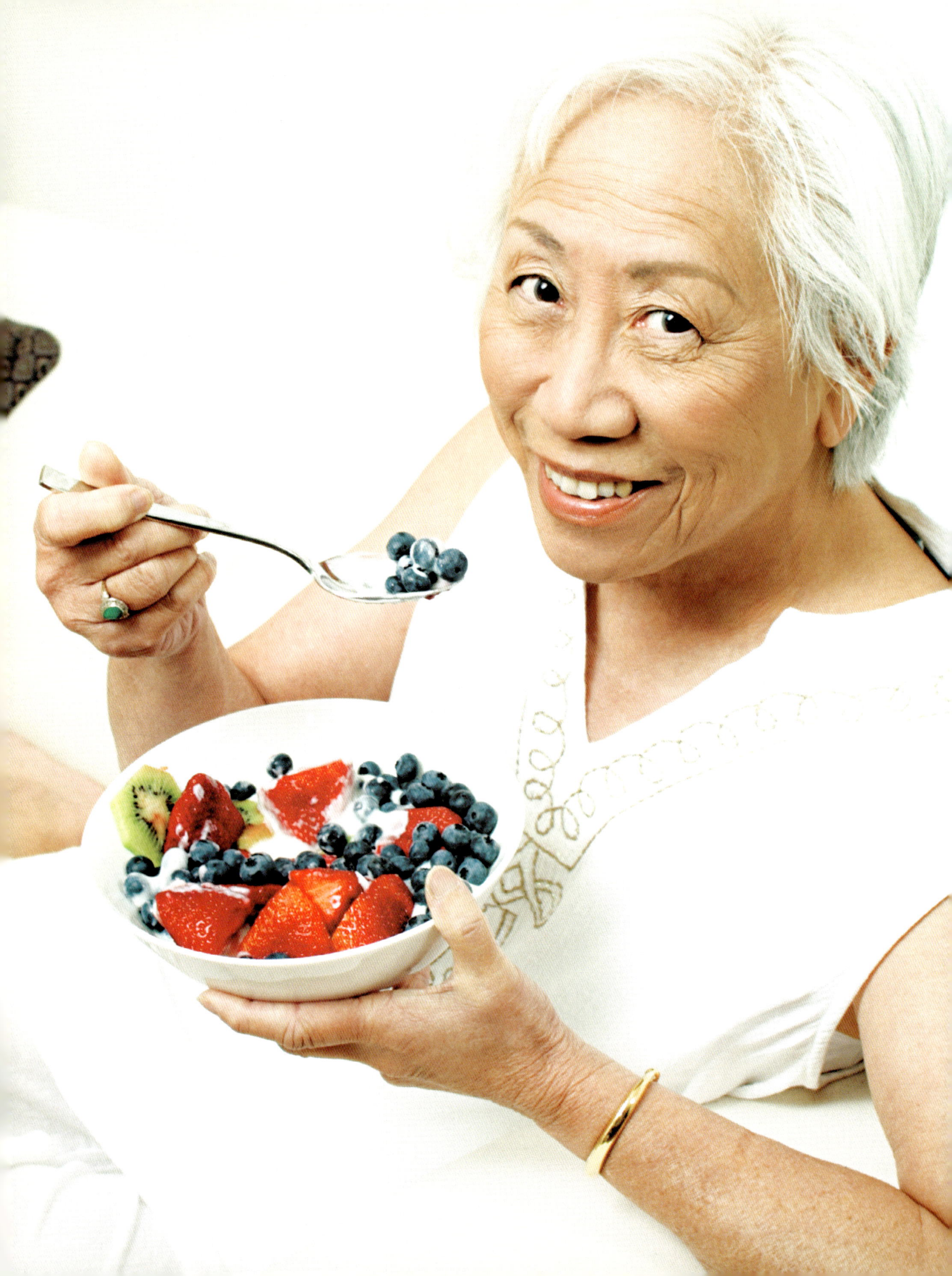

腹の鈍痛、性交痛、破綻出血、腹部の腫大などの症状が出ます。

嚢胞が大きくなりすぎると、骨盤腔への圧力や痛みを引き起こし、月経周期を乱すことがあります。嚢胞が発見されたら、万が一にもガン化する可能性があるため、診断を受けることが大切です。嚢胞は自然に消滅する場合もありますが、治療が必要な場合もあります。いずれの場合も、食物とサプリメントの助けを借りて、ホルモンのバランスを整える必要があります。食事のアドバイスについてはp.25を、ホルモンバランスを整えて肝臓の健康状態を向上させるリフレクソロジーのトリートメントはp.28-29を参照してください。

月経前緊張症（PMT）

大半の女性が、排卵周期の中ごろにPMTが始まり、月経が始まると終わります。症状は人それぞれですが、イライラ、不安、胸部の圧痛、水分貯留、体重増加、頭痛、大食、疲労感などが含まれます。家や路上で事故に遭う女性の数は、月経前の期間がそれ以外の時期より多くなっています。

広く研究が行われているにも関わらず、この症状の原因について真の結論は得られていません。分かっていることは、月経前に血流に過剰なエストロゲンが循環し、水分貯留、イライラ、胸部痛の原因になることがあるということです。PMTは、年齢が25～35歳で、出産経験の無い女性に多くみられます。また流産後や経口避妊薬の服用をやめた後にも多くみられます。

セルフヘルプ

毎月つらいPMTの症状に悩んでいる人は、以下を実践してみてください。

- 月見草油のサプリメントを定期的にとります。胸部痛をはじめとする症状の緩和にとても役立つ場合があります。
- 塩、砂糖、カフェイン、アルコールの摂取を減らし、より多くの繊維と新鮮な食品を食べましょう（p.25を参照）。
- 少量の食事を何回かとることにより、血糖値を安定させましょう。
- PMTの期間でも定期的に運動しましょう。症状がやわらぐでしょう。

子宮頸ガン

この深刻な病気は、増える傾向にあるとみられています。原因については諸説ありますが、ウィルス感染が主な原因である可能性が高まっています。また研究によると、喫煙が異常な子宮頸細胞の発生の可能性を2倍に高めることがわかっています。また、葉酸の欠乏が子宮頸細胞の異常な変化の原因になり得ることも興味深い事実です。

子宮頸ガンの治療効果は非常に高く、早期に診断を受けるほど良い結果が得られます。症状がなくても、子宮頸の細胞診を受けると、かなり早期の異常細胞を見つけ出すことができます。したがって定期的にこの検査を受けることが大変重要です。異常細胞の兆候が現れたら、6ヵ月後に再検査を行います。しかしほとんどの場合、異常細胞は正常細胞に戻ります。異常細胞が確認されたことのある女性は、葉酸の錠剤を定期的かつ永続的に摂取すると良いでしょう。

性交を始めた女性は、すぐに子宮頸の細胞診を受け、その後も65歳になるまで3年毎に検査を受け続けるべきです。

子宮頸ガンになった人はもちろん、医師による治療を受けるべきですが、リフレクソロジーは身体全体に有益なサポート治療として有効です。

活動的な生活と良い食事を続ける

良い食事と十分な運動は、誰にでもお勧めするアドバイスですが、特に月経障害に悩む女性に有効です。

さまざまなトリートメント

本項やp.30-31で解説するリフレクソロジーのトリートメントは、月経過多症、子宮内膜症、多嚢胞性卵巣症候群《たのうほうせいらんそうしょうこうぐん》、卵巣嚢胞、月経前緊張症の症状の軽減に役立ちます。また子宮頸ガンなど、より深刻な病症の場合も、従来型の医療の補完治療として役立ちます。生殖器に関連する反射に働きかけると、苦痛をやわらげることができますが、さらに内分泌系にも配慮して、下垂体や甲状腺の反射区にトリートメントを行い、ホルモンのアンバランスを整える必要があります。また肝臓は、身体の重要な解毒器官ですので、肝臓の反射にトリートメントを行い、ホルモンのアンバランスの原因となる毒素の排出を助けましょう。

トリートメントを行う反射区

- 肝臓
- 下垂体
- 甲状腺
- 卵巣
- 卵管
- 子宮
- 胸部（月経前緊張症の場合）

おすすめのサプリメント

PMT症候群をやわらげるサプリメントをご紹介します。

- 毎日カルシウムとマグネシウムのサプリメントを飲みましょう。マグネシウムは神経系を鎮める効果があります。
- 亜鉛のサプリメントをとりましょう。亜鉛は、ホルモン系の作用に重要な役割を果たします。月経前緊張症の女性の多くは、血中の亜鉛のレベルが低いことがわかっています。

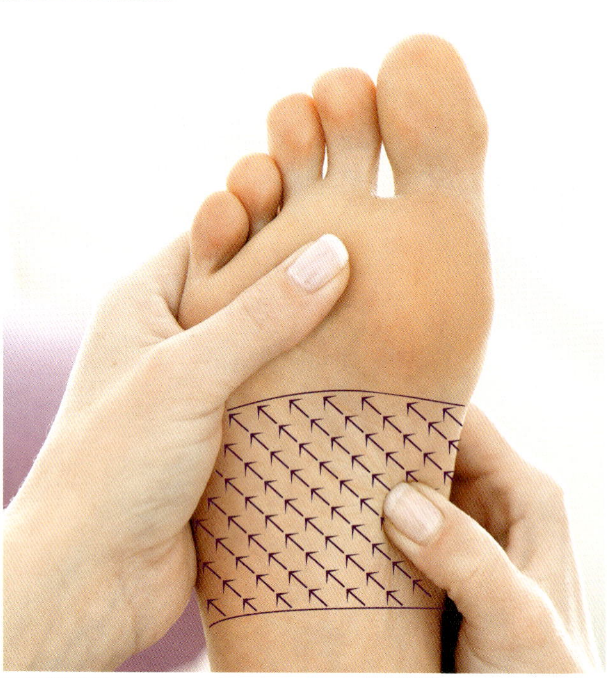

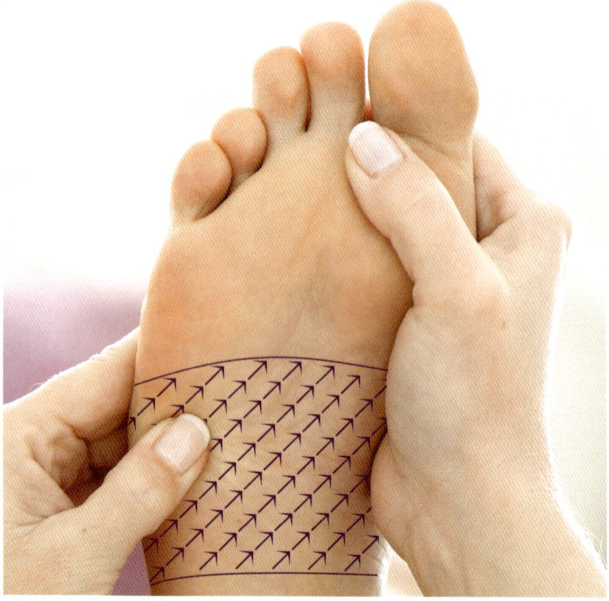

肝臓

肝臓の反射区は右足にしかありません。左手で右足を持ち、右手の親指で反射区にクリーピングします。足の内側から外側まで、斜め方向に行います（写真上）。次に手をかえて、逆方向にクリーピングします（写真下）。

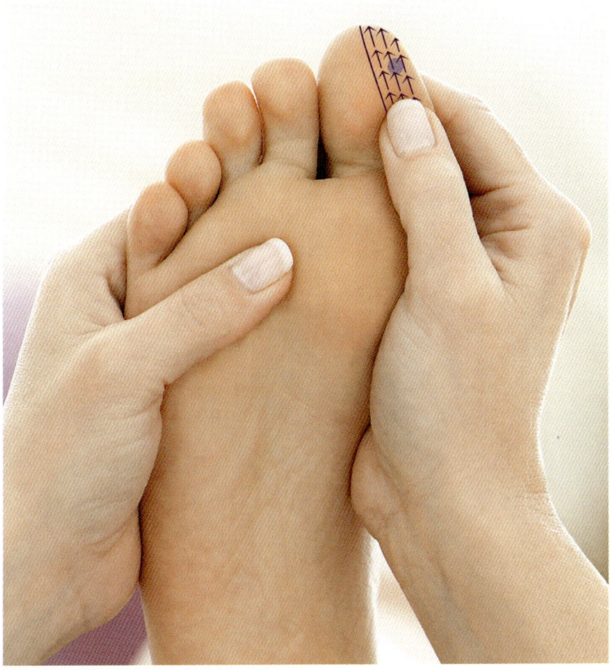

下垂体
右足を左手で持ちます。右手の親指を、親指のつけ根から上に向かってクリーピングします。手をかえて左足に行います。

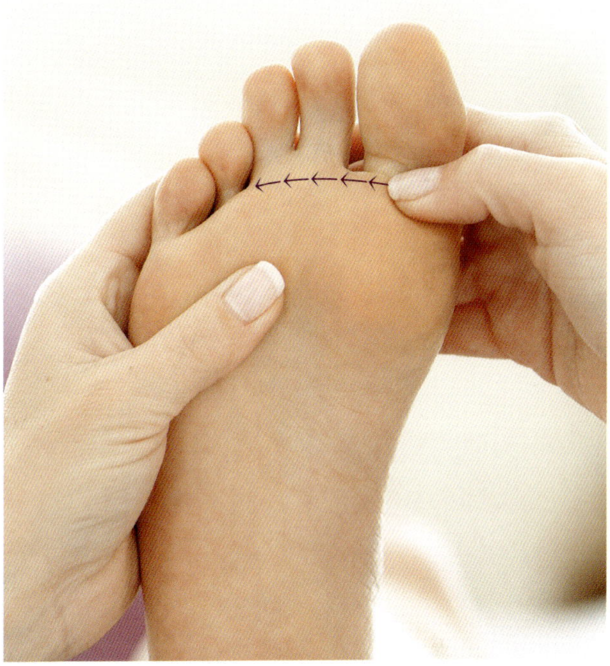

甲状腺（足の底）
右足を左手で持ちます。親指から中指までの指のつけ根に沿って、右手の親指でクリーピングします。

甲状腺（足の甲）
右足を左手のこぶしで支えます。親指から中指までの指のつけ根に沿って、右手の人差し指でクリーピングします。これを3回くり返します。手をかえて左足に行います。

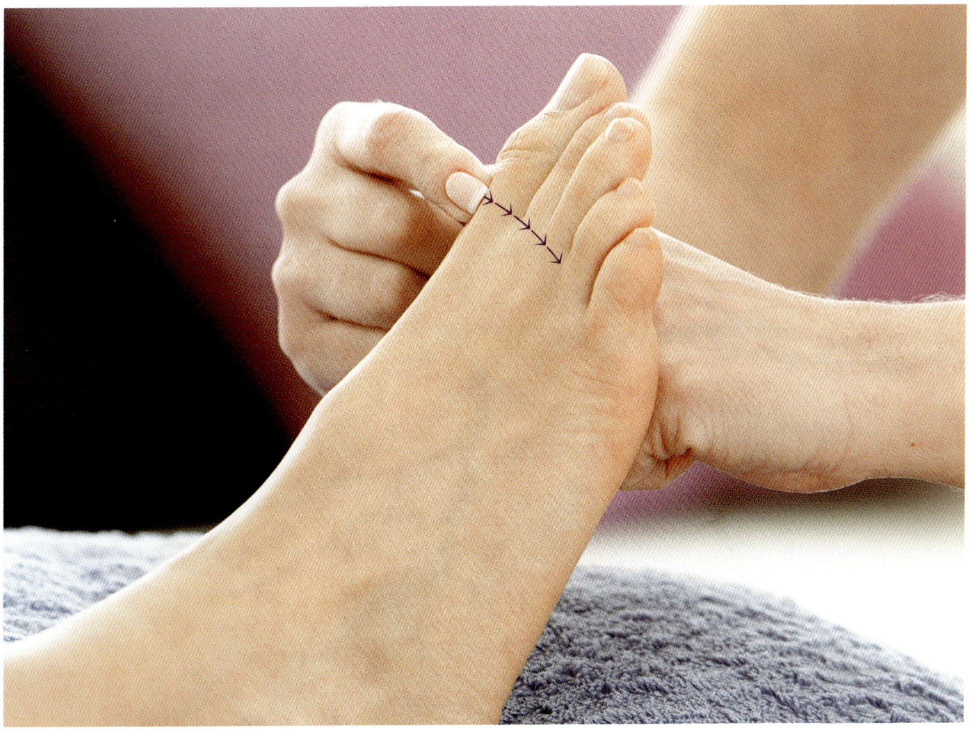

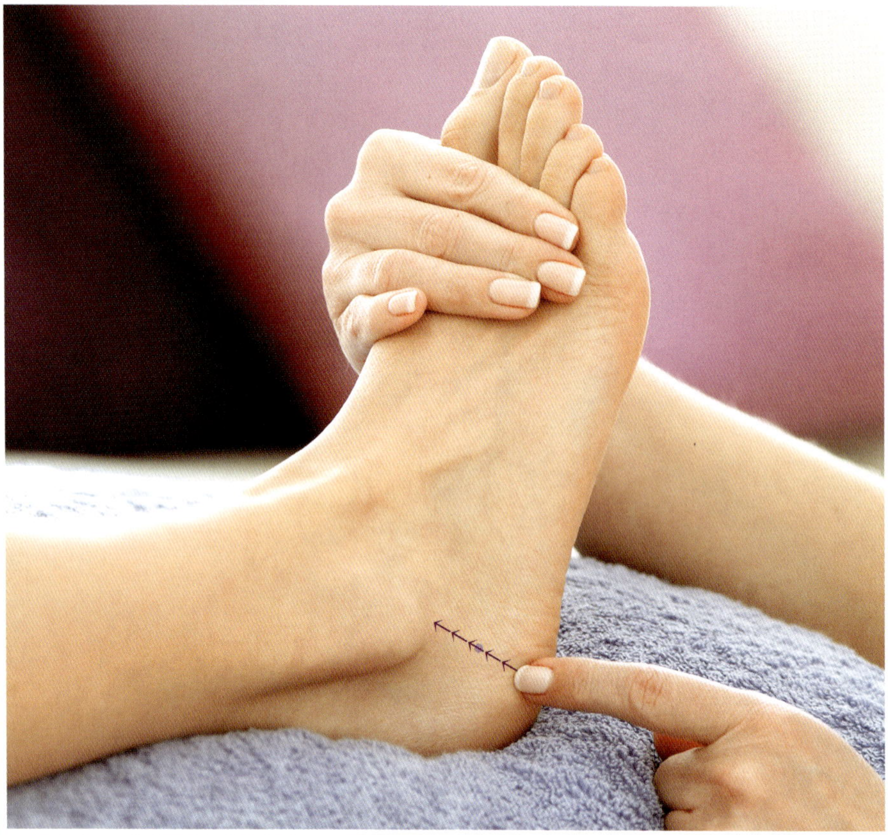

卵巣

右足を右手で持ちます。卵巣の反射点は、足の外側のかかととくるぶしの間にあります。左手の人差し指をかかとの先端からくるぶしまでクリーピングします。手をかえて左足に行います。

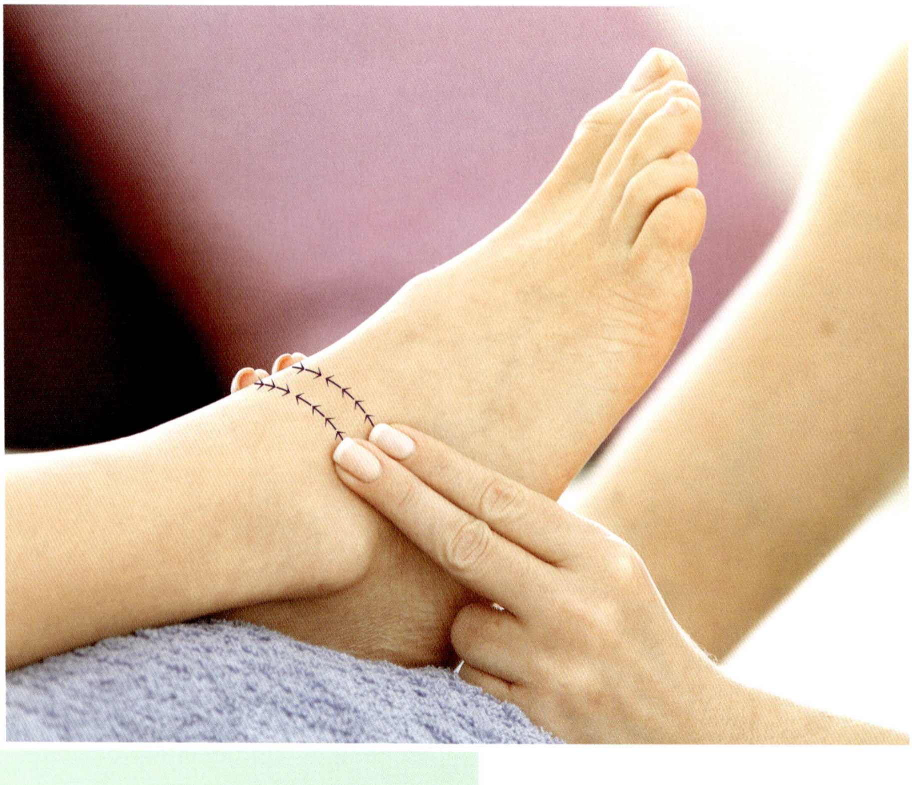

卵管

両手の親指で右足の裏を押します。それと同時に、両手の人差し指と中指で、足の甲をクリーピングします。これを2〜3回くり返してください。左足にも同様に行います。

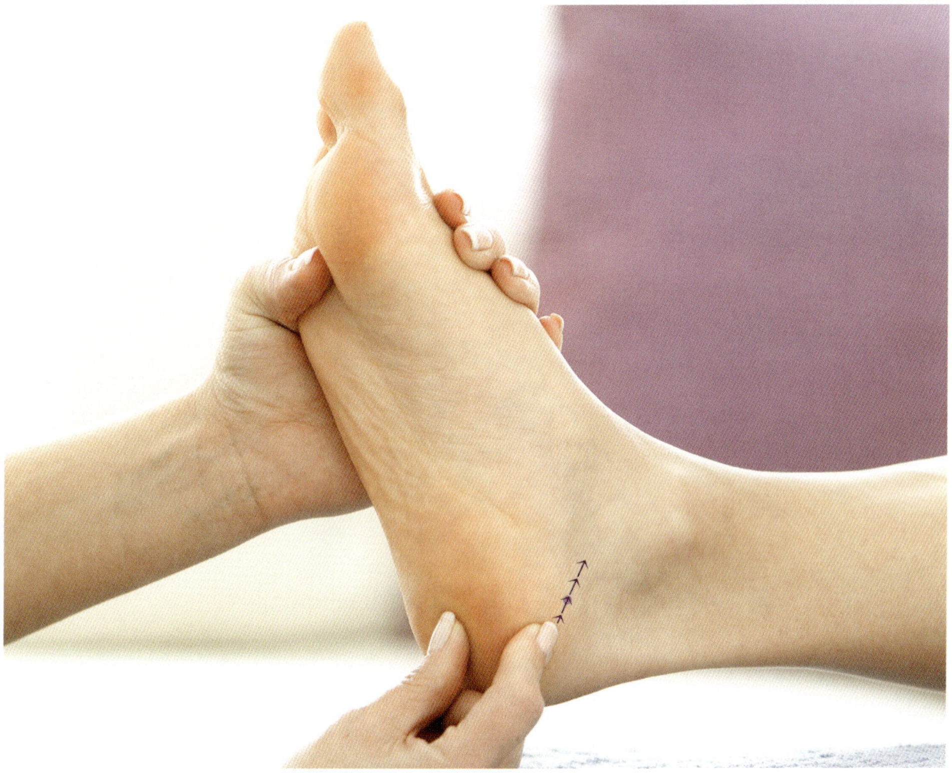

子宮

右足を左手で持ちます。子宮の反射点は、足の内側のかかととくるぶしの間にあります。右手の人差し指でかかとの先端からくるぶしまでクリーピングします。手をかえて左足に行います。

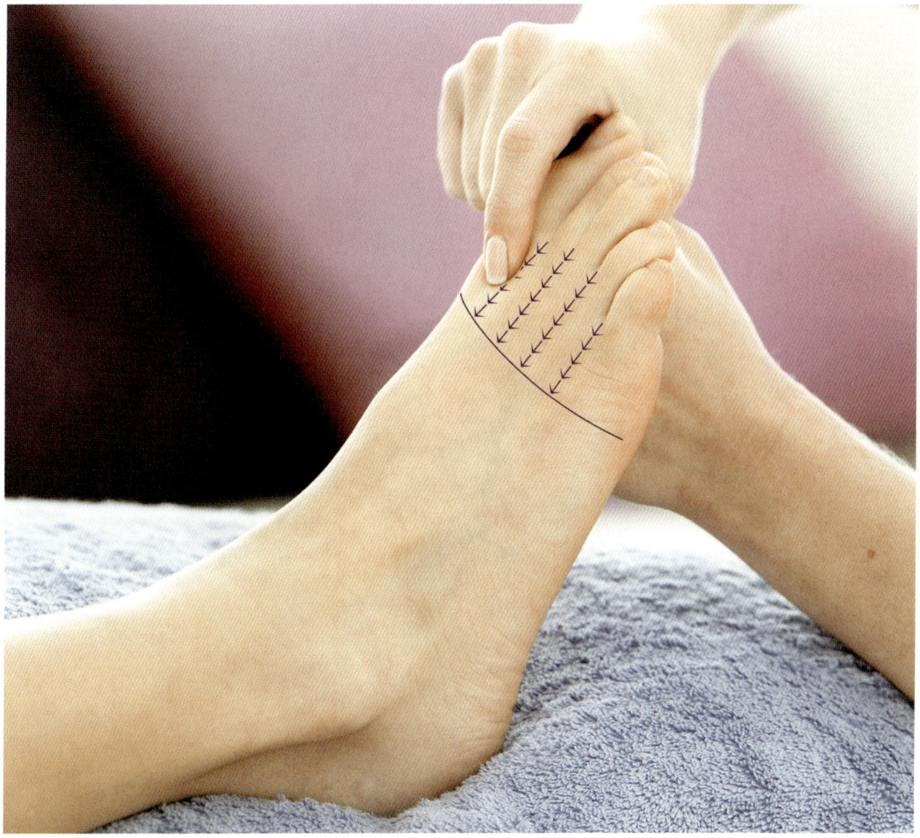

胸部

左手のこぶしで右足の底を押します。右手の人差し指で、足の甲の指の骨と骨の間を、下に向かってクリーピングします。手をかえて左足に行います。

カンジダ症

一般的なイースト菌の一種であるカンジダ・アルビカンスは、誰もが保有しています。通常は口や膣など身体のどこかに棲んでいても無害ですが、異常増殖すると問題を起こすことがあります。カンジダ菌に最も弱いのは胃腸系と泌尿生殖器系です。アレルギーがカンジダの異常増殖の原因となる場合もあります。

またカンジダは、抗生剤の使用により悪玉菌のみならず善玉菌が死滅すると、その副作用として増殖する場合があります。抗生剤は命を救う薬ですが、最近は簡単な家庭薬と安静で治るような軽度の病気にまで、安易に使用され過ぎていると私は考えています。また食品からも、家畜の病気予防のために使用される抗生剤を、知らないうちに体内にとりいれています。

コルチコステロイド、抗潰瘍薬、経口避妊薬などその他の薬の服用や、消化分泌液の不足、砂糖の多すぎる食事も、腸管のカンジダ症の原因になります。

トリートメントを行う反射区

- 胃
- 肝臓
- 腸

セルフヘルプ

- 飲み物や食べ物に細心の注意を払いましょう。果汁やハチミツを含むあらゆる形態の糖分を控えましょう。牛乳や乳製品は、ラクトース（乳糖）が多く、農薬が残留しているため控えましょう。
- アレルギーは免疫系を弱めて、イースト菌が成長するのに理想的な環境を提供してしまいます。知る限りのアレルゲンをすべて排除しましょう。
- 腸内環境の回復を助けるために、乳酸菌カプセルを飲みましょう。

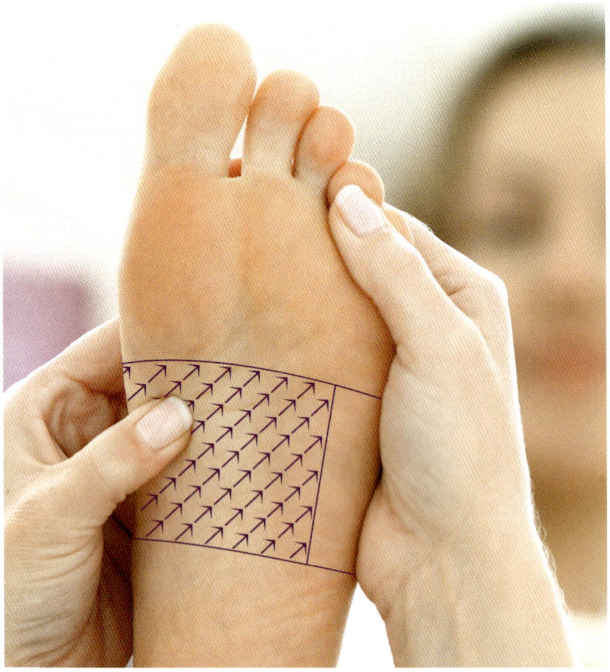

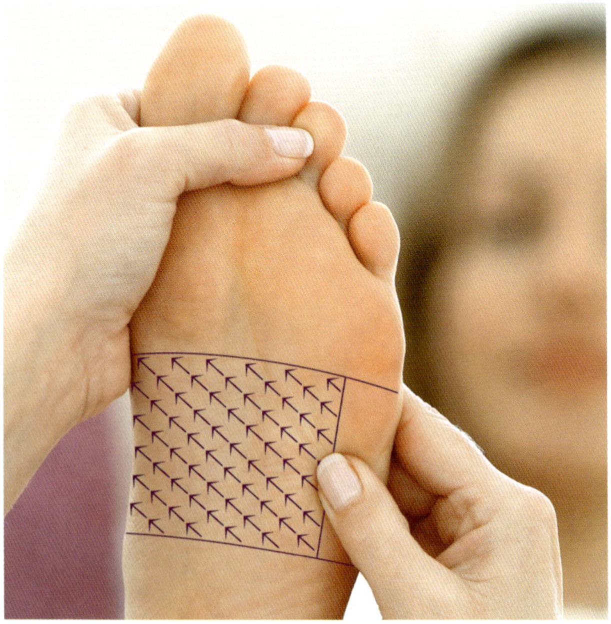

胃

胃の反射区は左足にしかありません。右手で左足を持ち、左手の親指で足の内側から外側までクリーピングします（写真上）。次に手をかえて、右手の親指で逆向きにクリーピングします（写真下）。

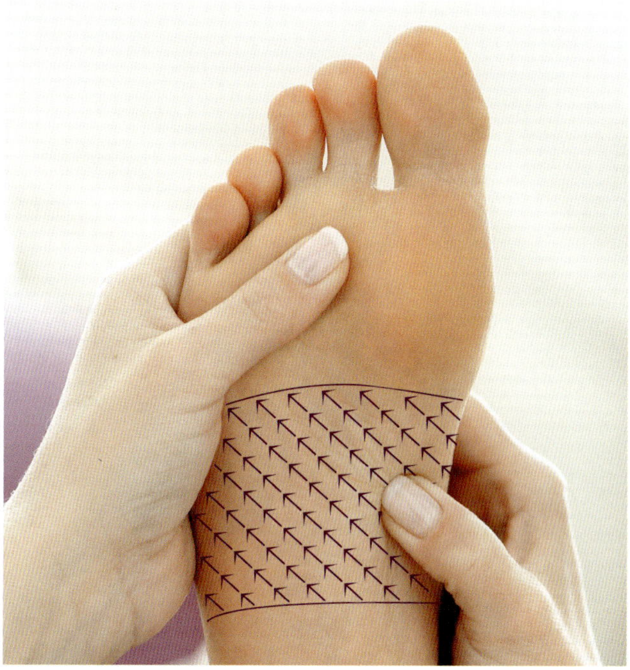

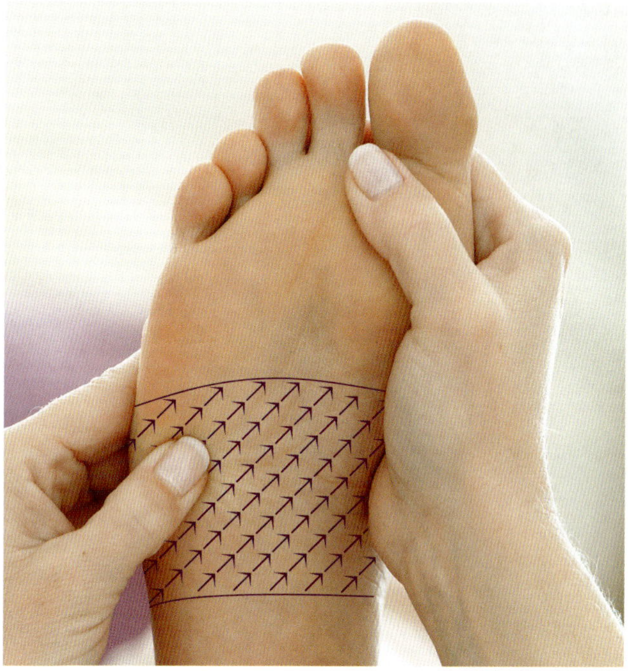

肝臓

肝臓の反射区は右足にしかありません。左手で右足を持ち、右手の親指で反射区をクリーピングします。足の内側から外側まで、斜め方向に行います（写真左）。次に手をかえて、逆方向にクリーピングします（写真右）。

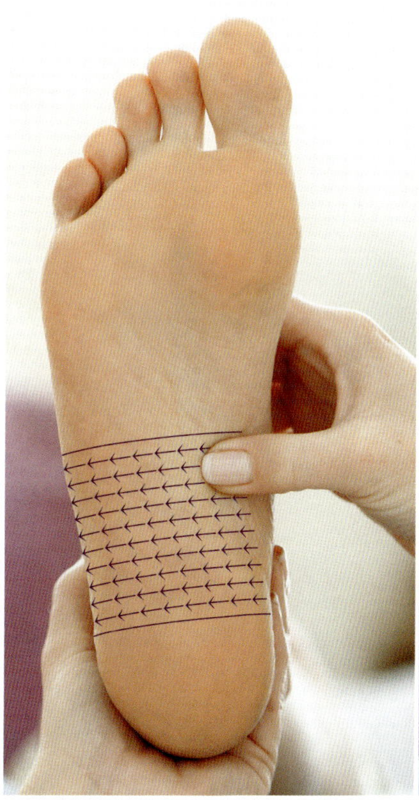

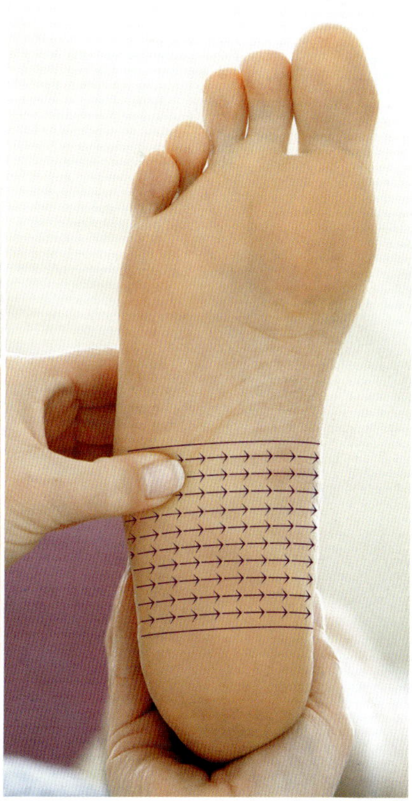

腸

右足を左手で支えます。ウェストライン（p.10を参照）の下の反射区を、内側から外側に向かって真横に、右手の親指でクリーピングします（写真左）。手をかえて、外側から内側に向かって左手の親指でクリーピングします（写真右）。同様に、左親指を使って左足に行います。

膀胱炎

膀胱の感染症は女性にとても多く、女性の約21%が、年に1回以上尿管の不調を訴えています。痛みを伴い日常生活に支障をきたすほどの症状が、慢性化することもあります。膀胱の内壁の炎症は、排尿時の焼けるような痛み、頻尿、夜間の過剰な排尿を引き起こします。異臭、暗色尿、下腹部の痛みも、とても不快な症状です。妊娠、性交、物理的な損傷や刺激など、数多くの要因が、膀胱の感染症のリスクを高めています。尿管に構造的異常が発生して、尿が自然に流れない女性もいます。

トリートメントを行う反射区

● 泌尿器系

セルフヘルプ

● 体を締めつけるジーンズや合成繊維の下着は、膀胱炎を悪化させます。感染症にかかっている間は、綿の下着と体を締めつけない服を身につけましょう。女性が風通しの良いウールか綿の下着やスカートを身に着けていた頃は、膀胱炎はほとんど見受けられませんでした。

● 水をたっぷり飲みましょう。1日最低3ℓが目安です。膀胱炎にかかっている間は、アルコール、濃い紅茶やコーヒーは控えましょう。

● 膀胱炎の初期症状が出たら、クランベリージュースも1日あたりグラス2～3杯は飲むようにしましょう。クランベリーは、細菌が膀胱や尿道の内壁に付着する能力を低下させます。

● ニンニクには、膀胱炎を含む多く病気の原因となる有機体に対する抗生作用があることが知られています。

● 1日3回、500㎎以下のビタミンCとビタミンAをとりましょう。

● 性交後に排尿しましょう。膀胱炎になりやすい女性は、性交の前後に陰唇や尿道を洗い、パートナーの細菌の侵入の可能性を一切なくしましょう。

● 湯たんぽを下腹部にあてます。とても心地よく感じられるでしょう。

● 香料入りの入浴剤や石鹸は使用しないでください。炎症の原因となります。

おすすめのハーブ

ゴールデンシール―抗生作用のあるハーブ薬の中で最も効果のあるものの1つです。自然療法士や漢方医によって感染症治療のために使用された長い歴史があるほか、科学論文でもその効果が十分に立証されています。

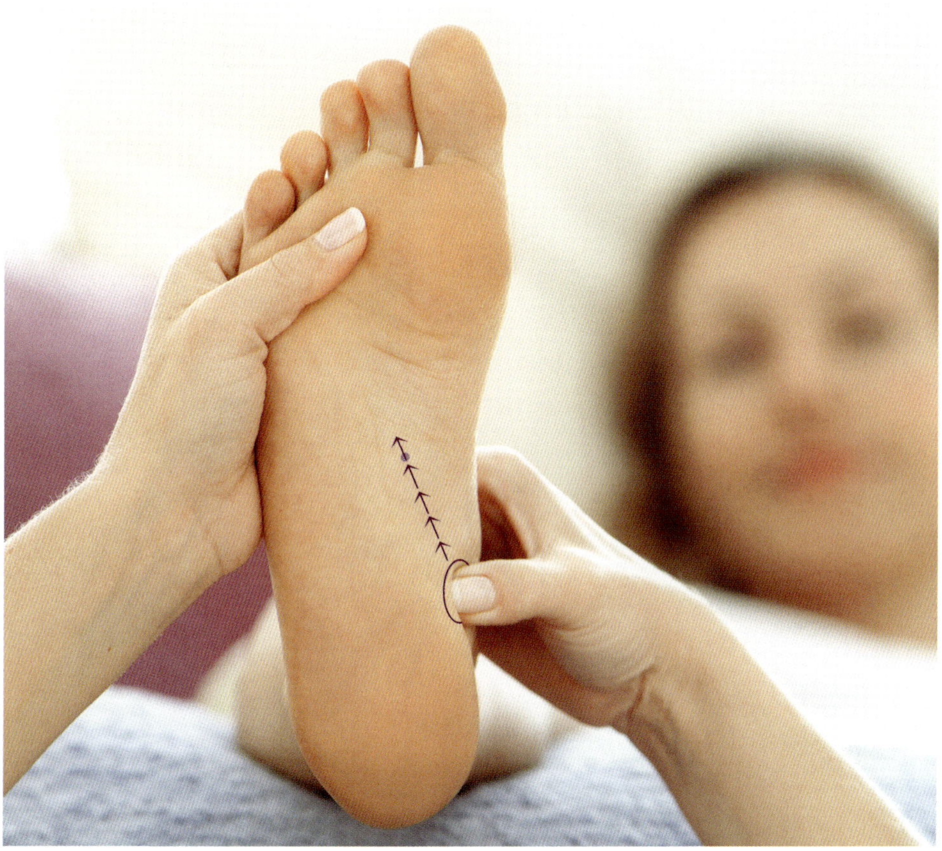

泌尿器系

右足を左手で持ちます。骨盤ラインの内側の端からウェストライン（p.10を参照）まで、右親指でクリーピングします。靭帯ラインに行ってはいけません。ウェストラインと靭帯ラインが交差する場所よりすぐ上（p.10を参照）の、腎臓の反射区に親指をあててローテーティングします。手をかえて左足に行います。

身体器官を強める ハンド・トリートメント

ハンド・トリートメントは、身体全体の器官を総合的に強める、自分でできるトリートメントです。トリートメントを受ける手を、小さなクッションか枕の上に置き、あいている手の親指で、手首から親指の先までの脊柱反射区全体にクリーピングします。手をかえて同じトリートメントをくり返します。

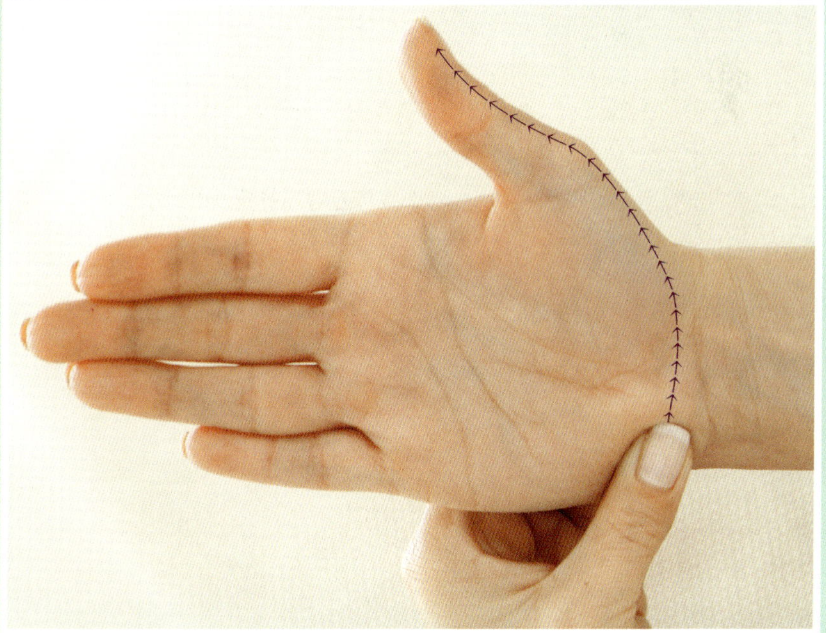

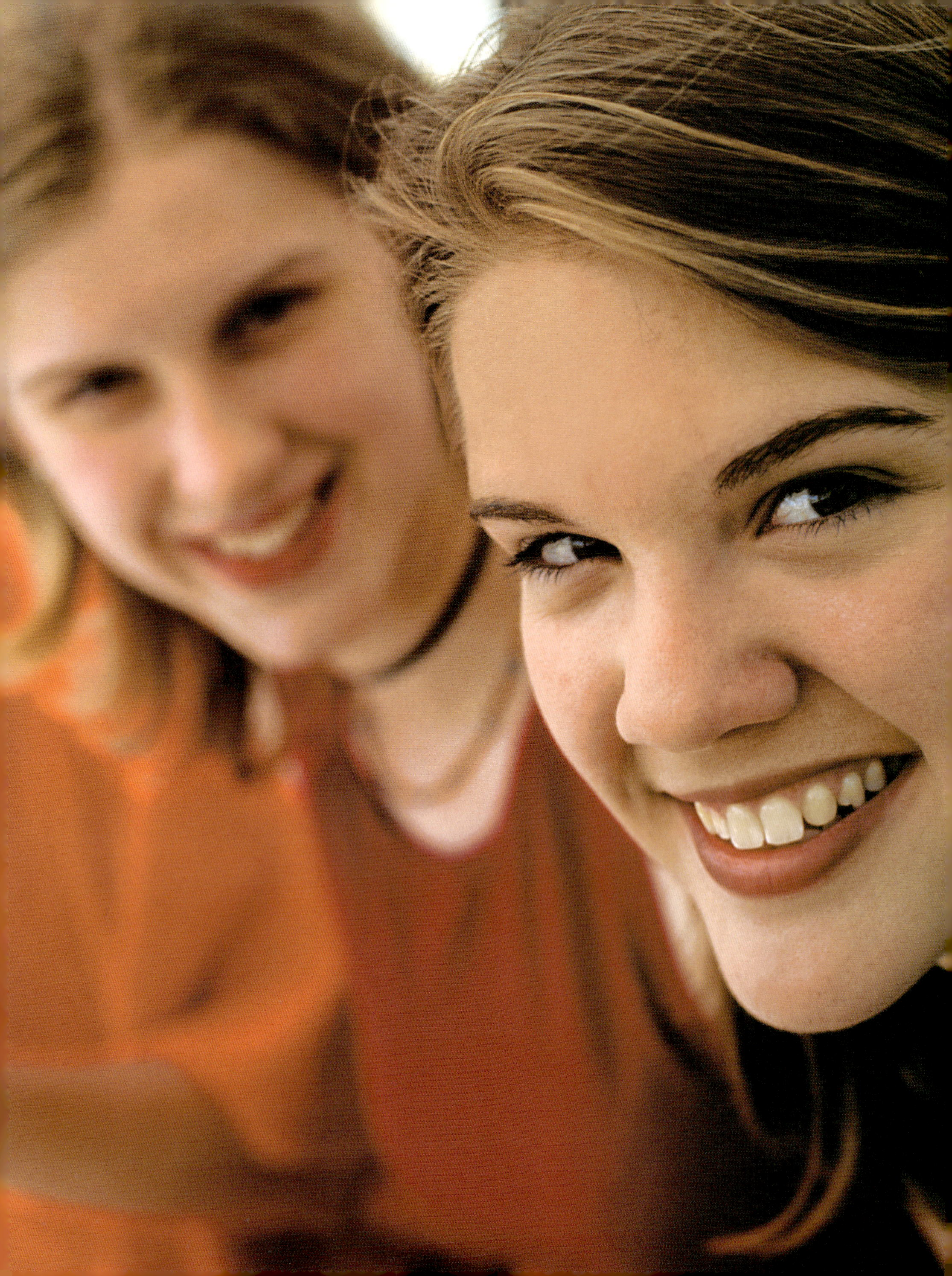

ティーンエイジャーのリフレクソロジー

ティーンエイジャーは、身体と心に起こるさまざまな変化や、性衝動や個人的不安感の出現に、当惑する時期にあります。十代の女の子のほとんどは、気分が変わりやすく、家族も本人も対処が難しいと感じます。

幼い女の子が、いろいろな要求を課せられながら、家族から独立して大人になっていくのは、容易ではありません。この時期は、試験勉強、人間関係、容姿に関する不安、そして多くの場合、友人からの喫煙・飲酒・ドラッグの誘いなど、多くのストレスにさらされます。

リフレクソロジーは、このような感情の激しい動揺に、優れた効果をあげます。怒りを感じ、混乱したティーンエイジャーは、親、友人、プラクティショナーが、手をあてて癒すトリートメントに対して、驚くほどの反応を見せることがあります。トリートメントの最大の効果の1つは、ニキビ、月経痛、頭痛などの症状を引き起こす高レベルのストレスを下げることです。リフレクソロジーはまた、ホルモン系のバランスを整えるのにも役立ちます。ホルモン系は、身体のホルモンバランスに劇的な変化が起こる十代にとって、非常に重要です。

ティーンエイジャーが悩む症状

ほとんどのティーンエイジャーの健康問題の根本的原因は、ホルモンのアンバランスです。ここでとりあげる最も一般的な症状は、すべてリフレクソロジーで改善できます。

ニキビ

容姿が何よりも重要なこの時期、ニキビはとても憂鬱です。顔、胸、背中にできる、膿のつまった吹き出物、黒ニキビ、赤みをおびた腫れ物は、脂腺から過剰な皮脂が出て毛穴をふさいでいることが原因とされています。

皮膚の中にある皮脂腺は、皮脂という油分を作ります。皮脂は、皮膚を滑らかにし、過剰な水分の喪失を防ぎます。皮脂が過剰に作られると、毛穴がふさがり、皮膚が炎症や感染症を起こします。皮脂腺の活動は、アンドロゲンという男性ホルモンがコントロールしています。そのためニキビは、男女に関わらず性ホルモンの生成が増える思春期に、よく現れます。

ニキビに長期にわたって抗生剤を処方する医師もいます。症状は改善しますが、根本的な問題を解決して治すわけではありません。それどころか腸内のバクテリアのバランスを維持する腸内細菌叢を破壊して、腸にダメージを与えることがあります。長期にわたる抗生剤の服用は、免疫系にも影響を与えます。多くの自然療法医は、不十分な排泄が皮膚のトラブルの根本原因になると考えてい

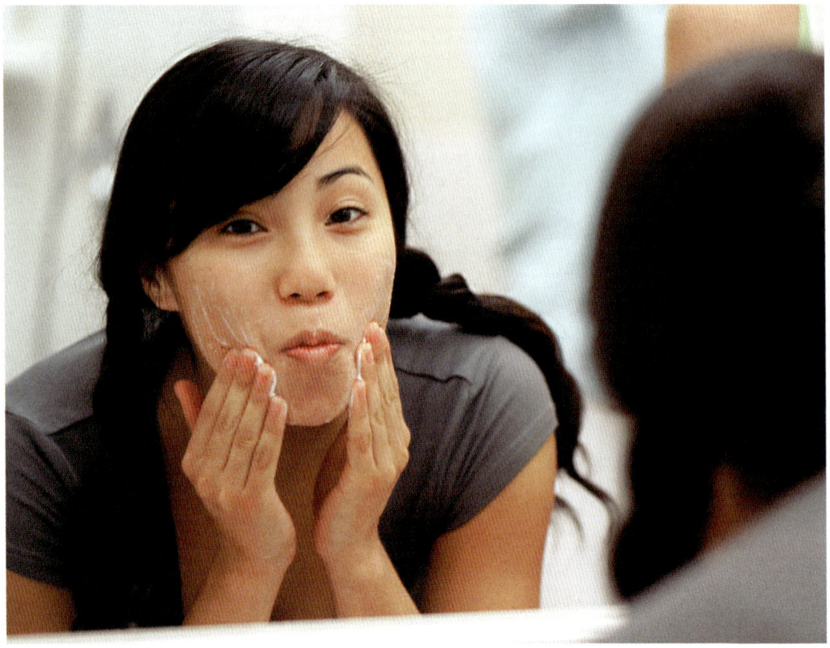

清潔を保つ
肌を美しく保つために、吹き出ものがあってもなくても、朝晩に顔をていねいに洗いましょう。水を大量に飲むことも、肌の健康を保つのに役立ちます。

セルフヘルプ

研究によると、食事が原因でニキビができることはなく、また食事によってニキビを治すこともできません。しかしもちろん良い食事は健康状態全般を改善し、回復を助けます。サプリメントも一定の効果があることが分かっています。

良い食事

脂肪分が少なく繊維が多い「良い食事」は、ニキビを治すのに役立ちます。野菜と果物をできるだけ生で多く食べ、ミネラルウォーター、ハーブティー、フルーツティーを大量に飲みましょう。食物繊維の中には、腸の毒素を吸収して排出する大変有効なものもあります。全粒穀物、豆、皮つきのジャガイモを食事にとり入れましょう。

脂肪酸

飽和硬化脂肪を避け、必須脂肪酸が豊富な、生の種子、ナッツ、冷圧搾した野菜のオイルを使いましょう。

砂糖

砂糖は免疫を抑圧する効果があります(したがって、細菌感染に対する抵抗力が抑えられます)。食事には一切濃縮糖を使用しないようにしましょう。また、その他のすべての精製炭水化物(白小麦粉、白米、ビスケットやケーキ)はやめるのが得策です。できれば揚げものや動物性脂肪も控えると良いでしょう。

ビタミンA

皮膚の健康にとってビタミンAは最も重要なビタミンの1つで、皮脂とケラチンの両方の過剰な生成を減らすことが、研究によって度々明らかにされています。ただし、大量摂取は有害となる可能性があるため、必ず指示のもとで服用しましょう。

亜鉛

亜鉛は、ホルモンの活性化、傷の治癒、免疫系の有効な作用、炎症のコントロール、皮膚の再生に関係があるため、ニキビに悩む人にとって非常に大切なサプリメントです。

ハーブ

エキナセアは炎症を抑え、傷の治癒を促し、免疫系を刺激し、細菌を殺します。ゴールデンシールも、ニキビその他の皮膚のトラブルに対するハーブ療法で効果をあげます。

ミルクティッスルは肝臓の解毒プロセスを助け、肝臓をダメージから守るのに役立ちます。そのため皮膚疾患の治療プログラムに追加するのに最適なハーブです。肝臓の適切な解毒作用が行われないと、皮膚を通じて排出される毒素がより多くなってしまいます。

ニンニクには自然な殺菌作用がありますので、ニンニクのサプリメントを毎日飲むと、皮膚の炎症を軽減できます。ハーブを使ったスチームを顔にあてると、皮膚の深部まで洗浄でき、スキンケアを助けます。

ます。定期的なお通じを心がけることが、本当に大切なのです。腸内に残った毒素は、身体の他の部分から排出しなければなりません。

リフレクソロジーは、腸や肝臓の解毒作用に大きな効果を発揮します。気の滅入る症状を総合的に改善するには、この2つの反射区にリフレクソロジーを行うことが必要不可欠です。

月経痛

規則正しい月経周期が確立するまでの間、月経痛はごく一般的な症状です。痛みの原因の多くは、高いレベルのプロスタグランジンです。炎症や痛みの原因となるこのホルモン様化学物質は、十代によく発生します。幸運なことに、炎症を鎮めて筋肉を緩める、良いプロスタグランジンもあります。リノール酸(必須脂肪酸の1つ。ヒマワリ油やゴマ油に含まれる)、亜麻仁、大豆の摂取を増やすと、良いプロスタグランジンのレベルが上がり、月経痛が軽くなります。定期的なリフレクソロジーは、痛みを起こす子宮の筋肉の痙攣を鎮めるのにも役立ちます。

ストレスによる頭痛

若者の多くがコンピューターの前で何時間も過ごします。高校や大学で使っていても、コンピューターゲームで遊んでいても、首と脊柱上部には同様に大きな緊張と圧力がかかり、肩、腕、首、頭に痛みを引き起こします。

長時間コンピューターを使用する時は、背中がしっかり支えられているか、コンピューターの画面が頭を起こさなくて良い位置にあるかを確認してください。手と手首がしっかり支えられているかも確認してください。手首を支えると、長時間キーボードを叩くときに手にかかる圧力が取り除かれます。

十代の悩み

若い女性は、容姿を良く見せなくてはいけないとか、最近のスーパーモデルのようにやせなくてはいけないなどといった、プレッシャーを大いに感じています。雑誌はひっきりなしにダイエット記事を掲載し、低脂肪と高炭水化物がベストだと言ったかと思えば、高タンパクと低炭水化物が大流行だと言ったりします。

ティーンエイジャーはもちろん、8〜9歳の子どもまでも、美しくなるためにはやせなくてはならないというメッセージを真に受けて、自分の外見を監視しています。このプレッシャーが高じると、拒食症や過食症といった摂食障害を招きます。

拒食症の若い女性は、自分の姿を鏡に映して太っていると感じますが、実際は痛々しいほどやせています。体重増加に対して異常な恐れを持っており、それが生活まで支配し、実際に飢餓状態に陥るまで食事を減らしてしまうことがあります。また食べたものは運動によって「燃焼」しなくてはならないと堅く信じる人が、過剰に運動し過ぎる場合もあります。

大食症の女性も、自分が太りすぎだと考えていますが、時々自分が何を食べているか分からなくなるくらい、食べ過ぎます。大嫌いな食べ物まで何でも、すべて食べるのです。そして過食の時間が終わると、食べ過ぎた食品を体から取り除くために、自分で指を口に入れて嘔吐し、大量の下剤を飲みます。それは通常、大食に夢中になっていた自分への自己嫌悪によって引き起こされる反応です。

研究により、拒食症と大食症の患者の多くは、亜鉛が欠乏していることが分かっています。亜鉛のサプリメントを投与すると、摂食障害は大きく改善します。

拒食症と大食症は深刻な病状で、その分野の専門家が慎重に治療を行う必要があります。リフレクソロジーは、患者のストレスレベルを引き下げるのに大いに役立ちます。しかし経験豊かな医師がこの病状の管理を行うべきであることを、ここで強調しておきたいと思います。

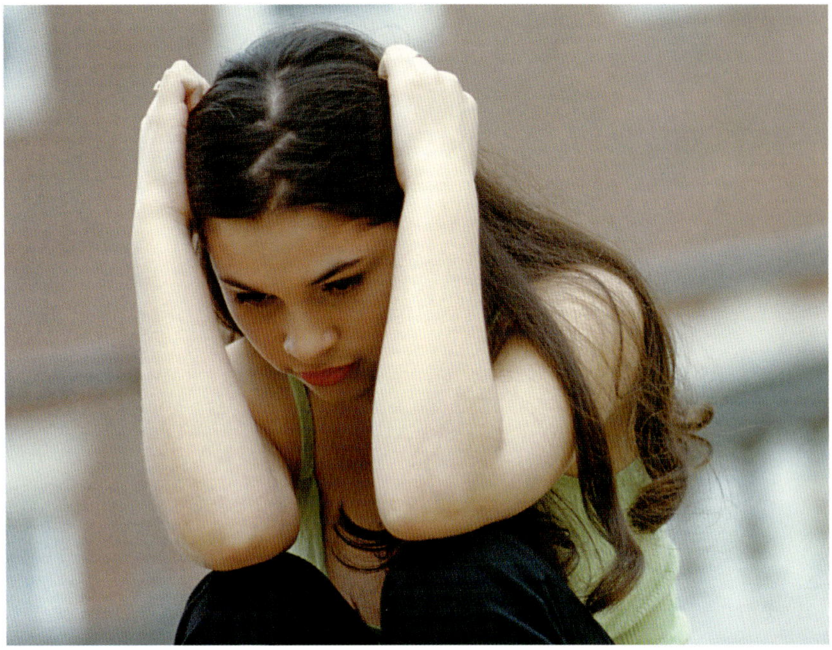

飲酒と喫煙

タバコを吸わず、アルコールを飲みすぎない人は、健康を大いに維持できます。アルコールは、肝臓を損ない、肝臓の主な役割である身体器官の解毒作用を低下させます。時々グラス1～2杯のワインやビールを飲むのは問題ありません。しかし成長期に大量にアルコールを飲み続けると、肝臓は大損害を受けます。

アルコールは、血糖値にも影響を与えるほか、ビタミンやミネラルを消耗して摂取した食物の良い効果をさまたげる、反栄養素の作用を起こします。また健康に必要不可欠な、脂肪酸の分泌をもさまたげます。過剰に飲むと高い毒性を発揮するばかりか、アルコールのカロリーは非常に高く、グラス1杯のワインは約100カロリー、ビール1パイント（約500cc）は約200カロリーです。体重管理をするなら、過剰なアルコールが体重をどんどん増やすことを忘れないでください。

喫煙もまた、健康を破壊します。嫌な匂いがつくだけでなく、肌の老化を何よりも早める原因となります。また発ガン率は86％も上がります。のど、口、肺のガンは、非喫煙者に比べて喫煙者にはるかに多く、頸部、卵巣、膀胱のガンについても同様です。さらに喫煙は、心臓に甚大な負担を与えます。それによって身体は、すべての細胞に送られて体調を整える、酸素をたっぷり含んだ血液が不足します。

リフレクソロジーを定期的に行うと、誘惑に負けず健康を大切にし続けるのに役立ちます。本人は家族以外の誰かにやってもらいたいと思うかもしれませんが、両親とお互いにリフレクソロジーを行えば、安全なうえ、受け入れやすい親身なふれあいができます。

神経を鎮める
試験など、神経がすり減る出来事と向き合うのが、困難な時があります。試験や面接の前日夜にリフレクソロジーのトリートメントを行うと、心が鎮まりリラックスできます。そしてぐっすり眠ることで、最善を尽くす準備が整います。

ニキビ

ニキビは、ティーンエイジャーに特に多い症状です。この時期は、ホルモンレベルが大幅に高まり、皮脂と呼ばれる油の量が増えるからです。皮脂が皮脂腺をふさぐと、黒ニキビや炎症の原因となります。多くの女性が月経前にニキビに悩まされます。

リフレクソロジーは、腸や肝臓の解毒作用に大きな効果を発揮します。気の滅入る症状を全般的に改善するには、この2つの反射区にリフレクソロジーを行うことが必要不可欠です。

トリートメントを行う反射区

- 肝臓
- 腸
- 胃

セルフヘルプ

- 刺激のすくないクレンジング製品や抗菌性石鹸を使って、肌を清潔に保ちましょう。
- 顔をさわる前に必ず手を洗い、細菌がつくのを予防しましょう。
- ニキビをつぶしてはいけません。かえって悪化するだけです。蒸気をあてて毛穴を開き、黒ずんだ部分をやさしく押し出しましょう。
- ニキビを隠すための化粧は、それであなたが気分が良くなるなら構いません。毎晩、ていねいに化粧を洗い落とすかぎり、ニキビがひどくなることはないでしょう。

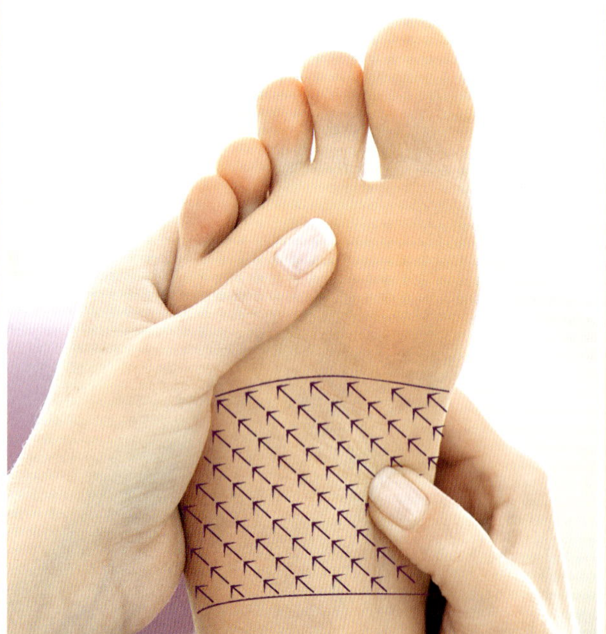

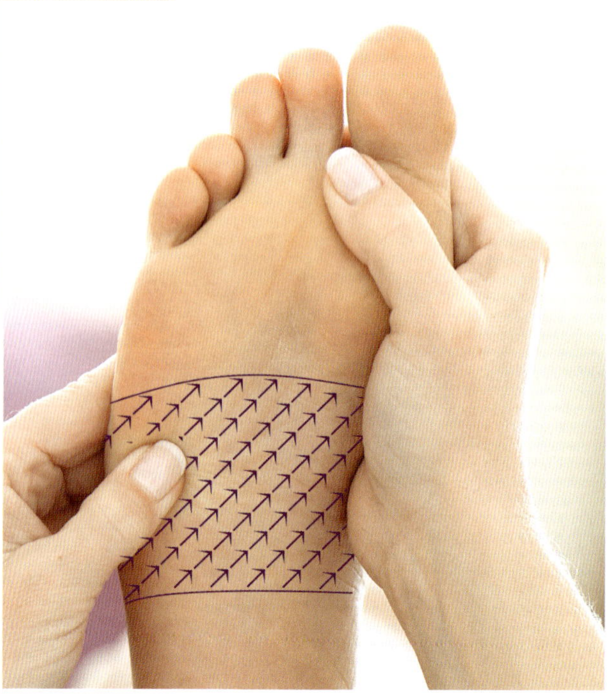

肝臓

肝臓の反射区は右足にしかありません。左手で右足を持ち、右手の親指で反射区をクリーピングシます。足の内側から外側まで、斜め方向に行います（写真上）。次に手をかえて、逆方向にクリーピングします（写真右）。

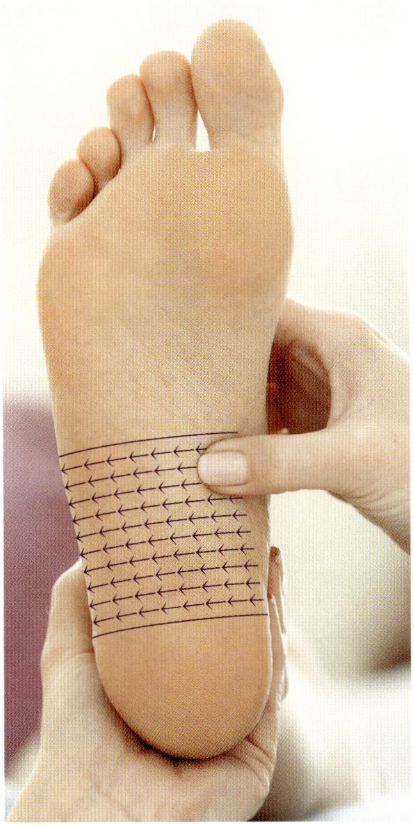

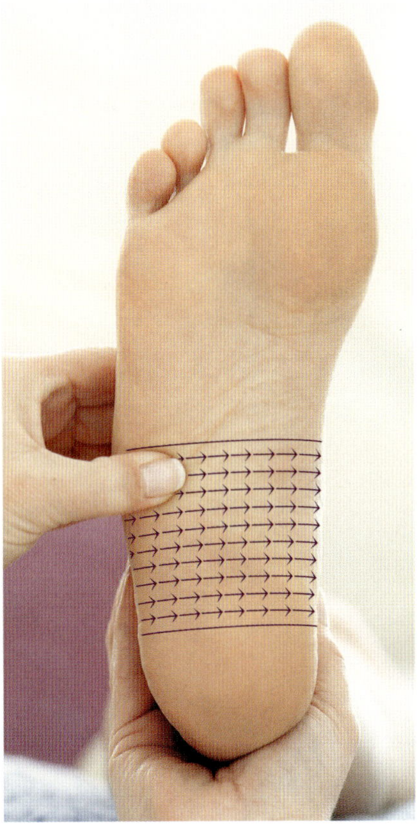

腸

右足を左手で持ちます。ウェストライン（p.10を参照）からかかとまでの反射区を、内側から外側に向かって真横に、右手の親指でクリーピングします（写真左）。手をかえて、外側から内側に向かって左手の親指でクリーピングします（写真右）。同様に、最初は左親指を使って左足に行います。

胃

胃の反射区は左足のウェストラインと横隔膜ラインの間（p.10を参照）にしかありません。左足を右手で持ち、左手の親指で足の内側から外側までクリーピングします（写真左）。次に手をかえて、右手の親指で逆向きにクリーピングします（写真右）。

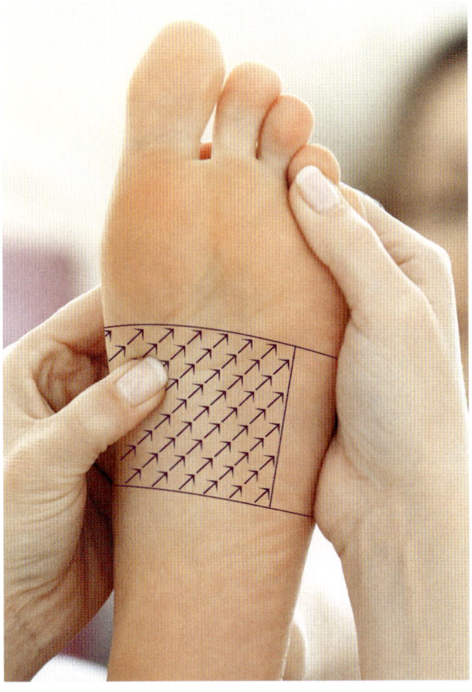

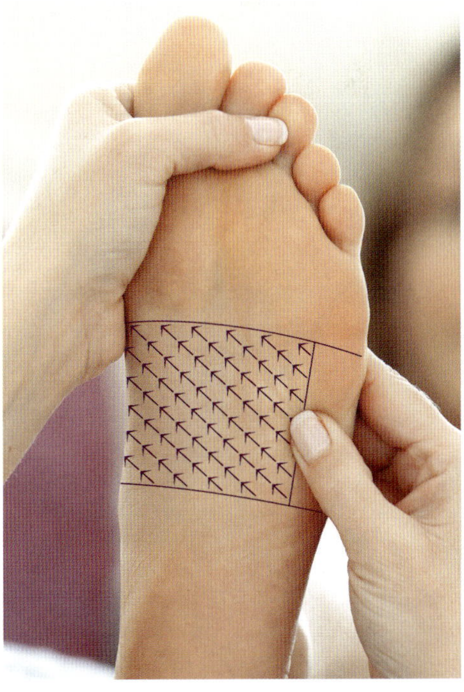

月経痛

子宮は定期的に収縮をくり返していますが、月経の前の週は、子宮の内壁を排出するために収縮が特に強くなります。この収縮が強すぎたり、体内のプロスタグランジンというホルモン様物質が多すぎると、月経痛が起こります。リフレクソロジーは、素早く月経痛をやわらげて楽にすることができます。特に痙攣が強い場合は効果的です。最も重要な反射区は生殖器系関連です。なお便秘になると腸が子宮を圧迫して症状が悪化しますので、月経前の週は食事に特に気をつけましょう。ヨーガ、ウォーキング、水泳などの軽い運動を行うと、骨盤内の血液の循環を促して症状の改善に役立ちます。

トリートメントを行う反射区

- 子宮
- 卵巣
- 卵管

おすすめのハーブ

当帰《とうき》—当帰は、子宮を強壮する薬草として何世紀も使われています。過剰な収縮を鎮め、血液循環を高めて、子宮の正常な機能を助けます。また自然な抗炎症効果があり、月経困難症の痛みをやわらげます。

セルフヘルプ

月経痛をやわらげる簡単な方法をご紹介します。

- ビタミンB6が月経痛を大変楽にすることがあります。
- マグネシウムは筋肉の緊張をゆるめる作用があるほか、月経痛や腰痛に効果があることが分かっています。
- カモミールティーは痛みと緊張をやわらげ、ラズベリーティーは腹部の膨満感を軽くします。
- お風呂にカモミール、マジョラム、サイプレスのいずれかのエッセンシャルオイルを5滴たらすと、腹部の痙攣が鎮まります。

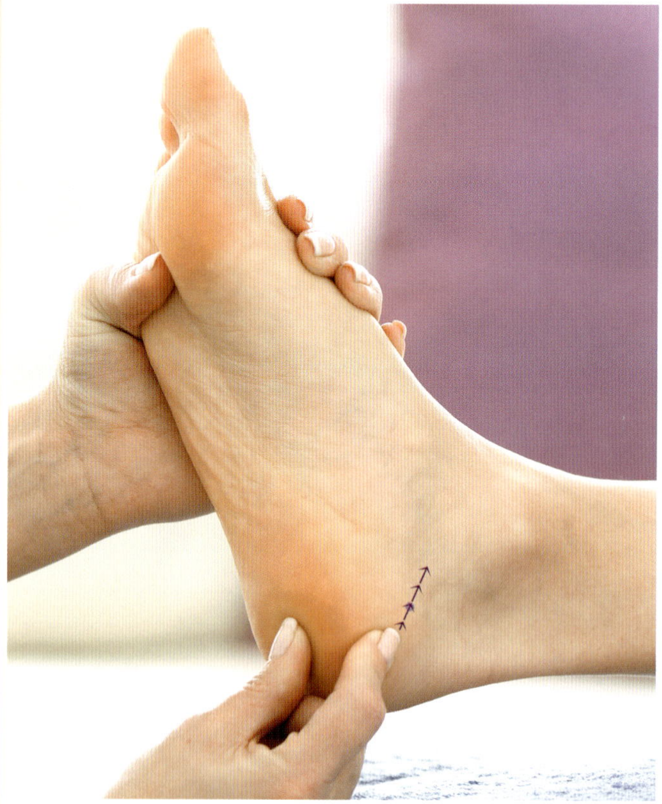

子宮
右足を左手で持ちます。子宮の反射点は、足の内側のかかととくるぶしの間にあります。右手の人差し指でかかとの先端からくるぶしまで、クリーピングします。手をかえて左足に行います。

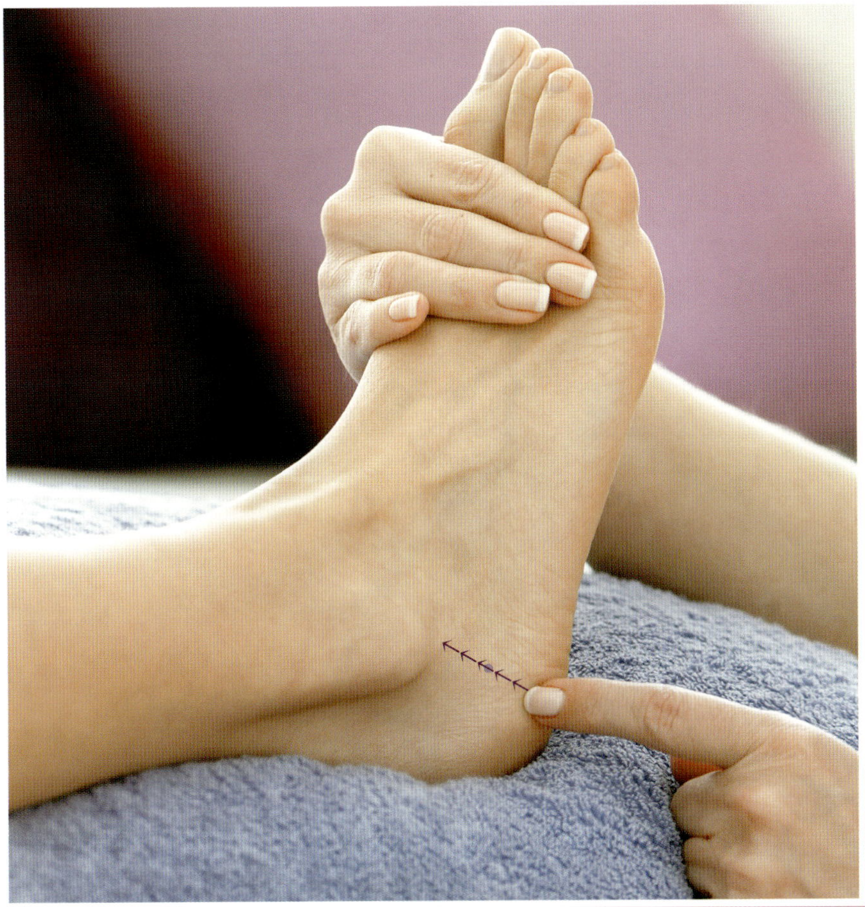

卵巣

右足を右手で持ちます。卵巣の反射点は、足の外側のかかととくるぶしの間にあります。左手の人差し指でかかとの先端からくるぶしまで、クリーピングします。手をかえて左足に行います。

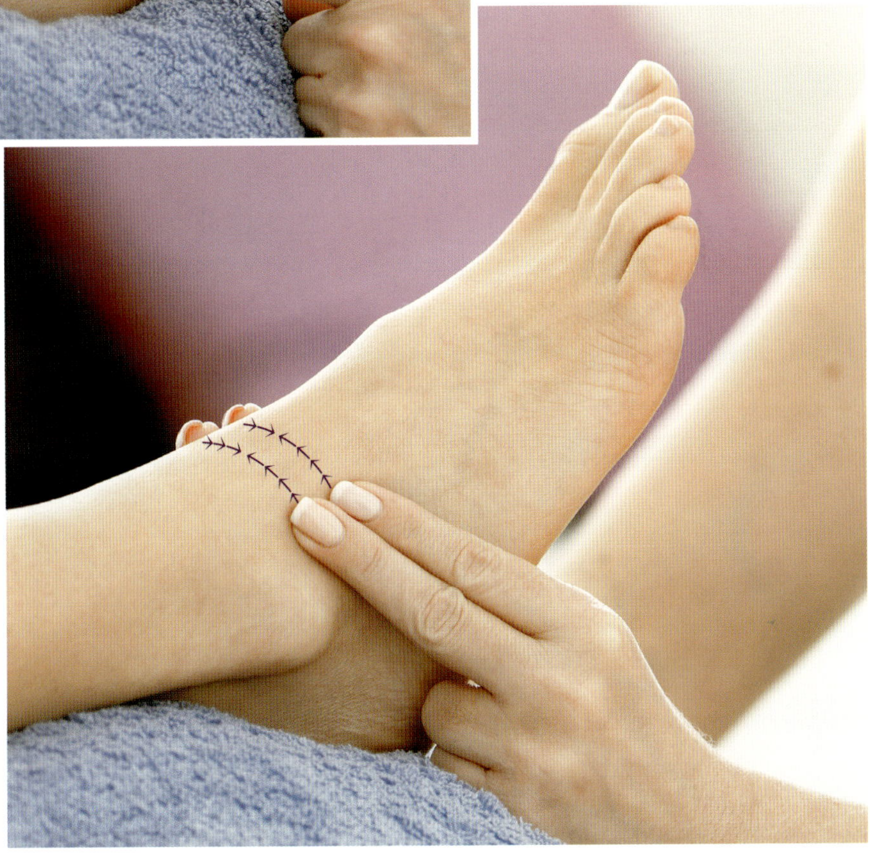

卵管

両手の親指で右足の底を押します。それと同時に、両手の人差し指と中指で、足の甲をクリーピングします。これを2〜3回くり返し、手をかえて左足に行います。

頭痛

頭痛は、ティーンエイジャーに限らずすべての世代で起きうる症状です。しかしPMT、学校、試験などへの不安から、この時期に初めて頭痛を経験する女性は多いことでしょう。頭痛の原因は他にも、脱水症、風邪、インフルエンザ、低血糖、ストレス、疲労、眼精疲労など、数多くあります。リフレクソロジーは頭痛を素早くやわらげるほか、何らかの原因で再発をくり返す場合は、原因に対処することも可能です。

アスピリンの服用は、胃炎を引き起こすことがあるため控えましょう。またコーヒーは脱水を促すため、飲まないようにしましょう。デスクやコンピューターの前にいると頭痛がする場合は、続けて2時間以上作業を行わないようにしましょう。立ち上がって部屋の中を歩き、腕を頭の上に伸ばし、手首を回してください。作業に戻る前に、グラス1杯のフルーツジュースかハーブティーを飲む時間をとるとよいでしょう。

トリートメントを行う反射区

- 首と頭
- 脊柱（上向き）
- 中足骨
- 横隔膜

セルフヘルプ

- 眼精疲労により頭痛が起きることがあります。検眼医の眼の検査を受けてみましょう。
- 水をたっぷり飲んで諸器官を洗い流し、ティースプーン1杯のハチミツで血糖値を回復させましょう。
- お風呂にラベンダー、ペパーミント、マジョラムのいずれかのエッセンシャルオイルを5滴たらして、リラックスしましょう。
- 頭痛で吐き気がするときは、ペパーミントティーを1杯飲んでみましょう。

おすすめの対処法

冷湿布—頭痛によく効きます。小さな容器に水と氷6つとローズ、ゼラニウム、カモミールのいずれかのエッセンシャルオイルを5滴加えます。コットンかフランネルを浸し、体を横にして、湿布を額やこめかみにあてます。そのまま10分以上リラックスします。

首と頭

首の後ろから頭の上までの全体をリラックスさせるトリートメントです。右足を左手で持ちます。親指、人差し指、中指の順番で、それぞれの指の裏を右手の親指でクリーピングします。手をかえて左足に行います。

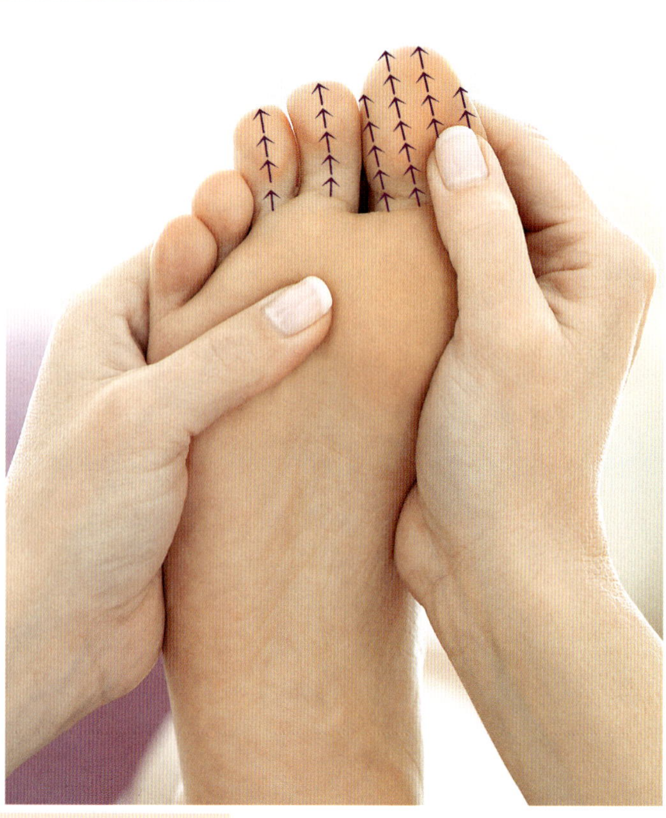

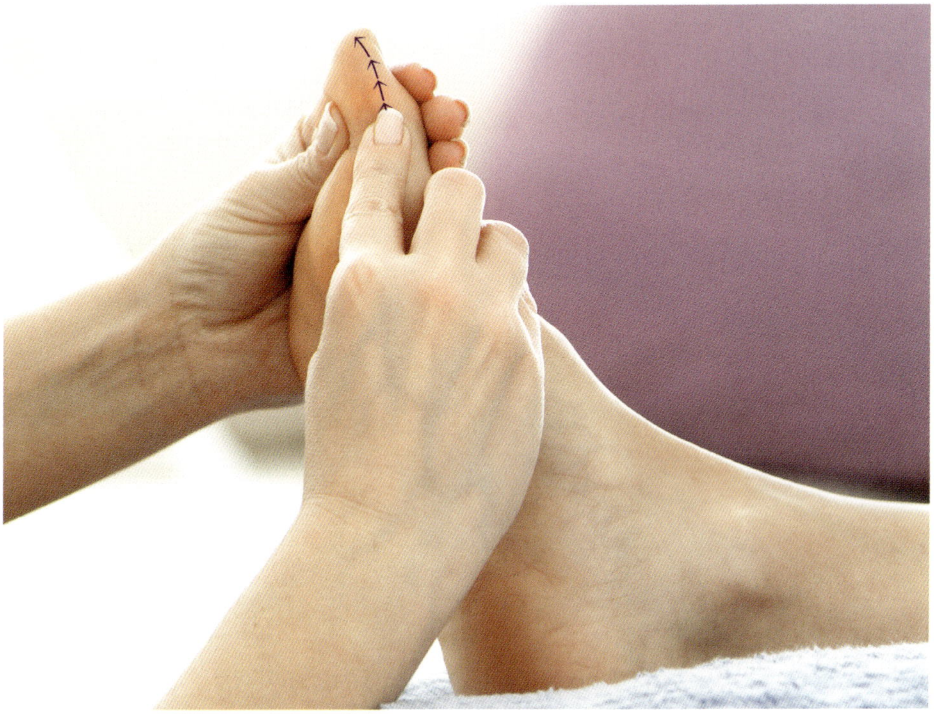

脊柱上部

右足を左手で持ちます。足の内側のウェストライン（p.10を参照）から親指の先に向かって、右手の親指および人差し指でクリーピングします。手をかえて左足に行います。

リラックスしましょう

この2つのトリートメントは、ストレスまたはストレス関連の症状（頭痛など）に悩む人に特に効果があります。呼吸を穏やかにし、心を落ち着かせてリラックスするのを助け、緊張状態から解き放ってくれます。その他のリラクゼーションをもたらすテクニックについては、p.116-117を参照してください。

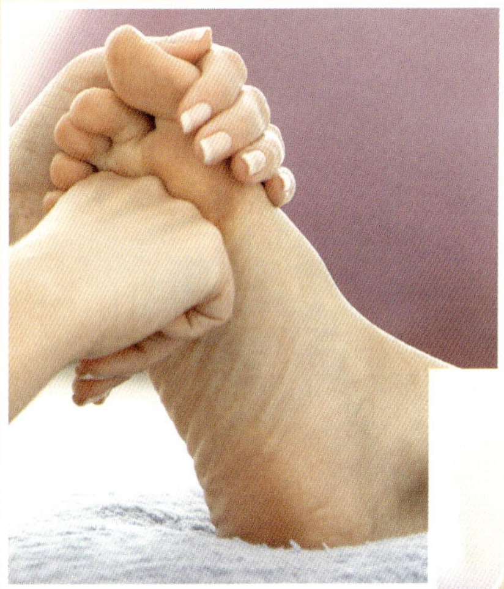

中足骨をもむ

右手のこぶしで、右足の底を押します。同時に、左手で足先をねじり、パン生地をこねるような動きを行います。手をかえて左足に行います。

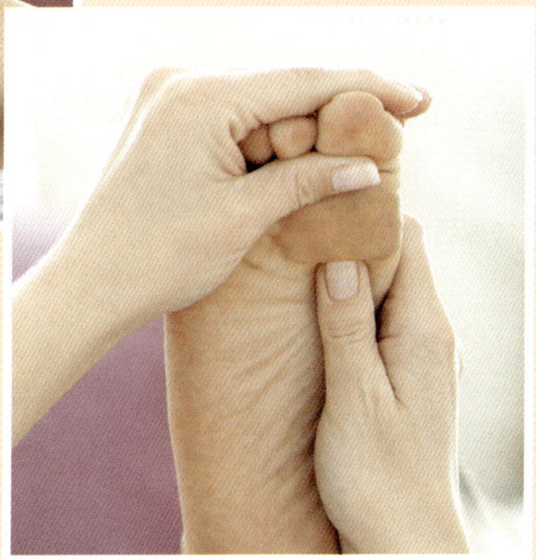

横隔膜のリラックス

右足の甲を左手で持ちます。横隔膜ライン（p.10を参照）が始まる場所に右手の親指をあてます。横隔膜ラインに沿って足の外側まで、右手の親指を押し下げながら進みます。この時、足先を左手の親指に向かって折り曲げます。手をかえて左足に行います。

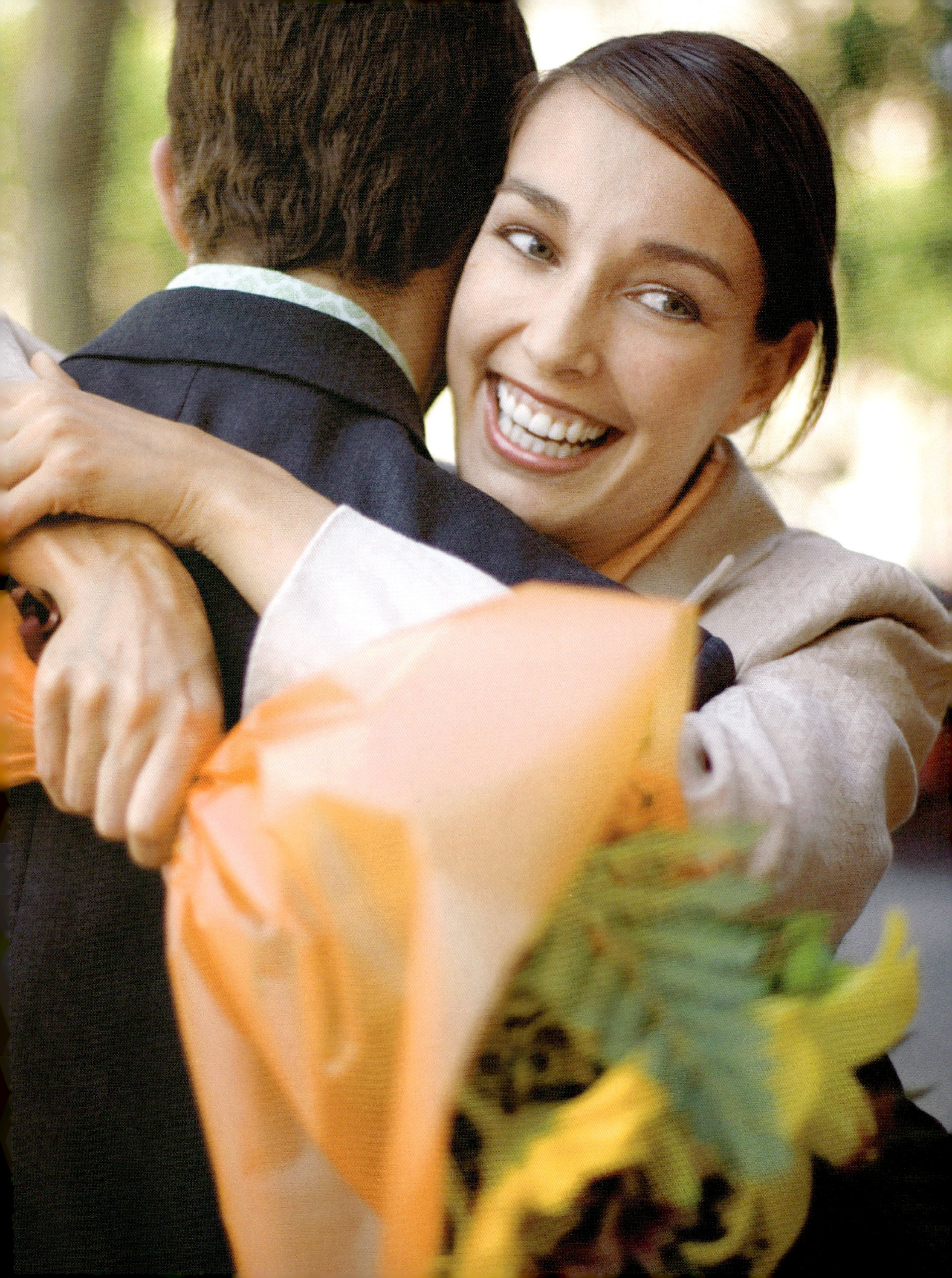

妊娠前のリフレクソロジー

4

子どもを授かろうとするとき、あなたやあなたのパートナーが健康であれば、赤ちゃんは最高の人生のスタートをきることができます。妊娠する前にライフスタイルと食事を改善することは、妊娠中と同じくらい大切なことです。良い食事をし、禁煙し、飲酒を一切やめましょう。ビタミンやミネラルの不足を解消し、毒素をできるだけとり入れないようにしましょう。経口避妊薬を服用していた人は、妊娠を望む数ヵ月前から、コンドームやペッサリーなどの避妊法をやめましょう。

妊娠が予想される時期にリフレクソロジーを行うと、大変効果があります。週3回以上、お互いに足のトリートメントを行うと、ホルモン系のバランスが整い、神経や血液の全身への供給を改善し、身体の解毒作用を高めます。それによって妊娠に最適な環境が作られます。

またお互いにリフレクソロジーのトリートメントを行う時間を作ることで、2人の夫婦としての絆が深まり、新しい命を授かるための理想的な環境を作ることができるでしょう。

妊娠の準備

妊娠する前に、体調を最高の状態にすることを、ぜひ考えてみてください。パートナーの健康状態も同じくらい重要です。精子は、射精されるだけ成熟するのに3ヵ月以上かかります。パートナーが健康であればあるほど、精子の質も高くなります。

良い食事をする

食事には常に細心の注意を払いましょう。添加物、保存料、化学物質(特に人口甘味料)は好ましくありません。カフェインやアルコールの摂取も控えましょう。砂糖や砂糖を含む食品も控えます。砂糖は精製しているかどうかに関わらず中毒性があり、食品としての価値はありません。脂肪の多い魚、種子、ナッツを食べて必須脂肪酸(EFA)の摂取を増やしましょう。EFAは細胞の生成と修復に欠かせないほか、妊娠はもちろん、心拍数、血圧、血液凝固といった身体機能を支える、健全なプロスタグラジンの生成を促します。

- できれば1日5品目以上の果物と野菜をたっぷりとりましょう。
- 玄米、オーツ麦や全粒粉のパンなど、全粒穀物をはじめとする複合炭水化物を食べましょう。
- 予算に合わせてできるかぎりオーガニックフードを選びましょう。
- レンズ豆、ヒヨコ豆、大豆など、植物性エストロゲンを含む食品をとりましょう。
- 魚、ナッツ、種子、オイルなど、脂肪の多い食品をとりましょう。ただし最近の汚染や化学物質のリスクを考え、妊娠中または妊娠予定の女性が、脂肪の多い魚を食べるのは、1週間に2回以下にすることをお勧めします。

サプリメントプラン

マルチビタミンやミネラルを含む、妊娠女性のための良質なサプリメント(葉酸は400μg以上含まれること)や、以下にあげる栄養分をとりましょう。パートナーも同じビタミン・サプリメントプランに従います。

名称	量
葉酸(ビタミンとミネラルのサプリメントに含まれる)	1日400μg(マイクログラム)
ビタミンB_{12}	1日20μg
クエン酸亜鉛	1日30μg
セレニウム	1日100μg
ビタミンE	1日300μg
亜麻仁(亜麻仁油)	1日1000μg
ビタミンC	1日1000μg

体重を管理する

女性の肥満は不妊の原因になることがあります。エストロゲンは脂肪細胞に貯蔵されるため、脂肪が過剰になるとエストロゲンも過剰になって問題を引き起こします。肥満はまた、月経や排卵を困難にすることがあります。男性も肥満になると精子の質が低くなる可能性が高くなるため、注意が必要です。

女性がやせすぎている、あるいは拒食症だったことがある場合は、月経が止まってしまうことがあります。体重が少なすぎると、生殖系が月経を止めてしまうのです。弱って栄養分が足りない体は、妊娠に適切な環境を提供できません。体はこの悪い状態が続くかどうか判断できないため、受胎能力を停止して自己防衛するのです。

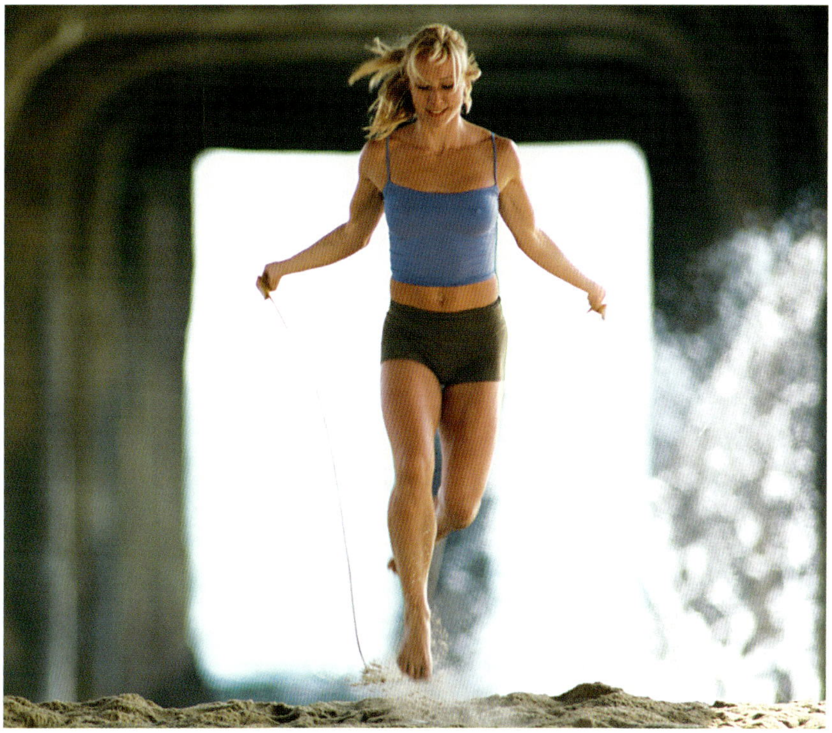

出産と健康
妊娠前に健康であるほど、妊娠や出産が楽になります。

葉酸

妊娠準備期に最も重要なサプリメントは、葉酸です。葉酸は出産時の赤ちゃんの体重を健康なレベルにするほか、DNAの誤作動を防止し、二分脊椎のリスクを低下させると考えられています。葉酸は特に流産経験のある女性にとって重要です。身体の健康状態を高めるために、妊娠前の数ヵ月は、葉酸を多く含む豆、レンズ豆、全麦のパン、緑の葉野菜をたくさん食べ、サプリメントをとり始めましょう。妊娠後も、最初の3ヵ月間は葉酸をとり続けます。錠剤の葉酸を好まない人には、ドリンク剤の葉酸もあります。

タバコとアルコールをやめる

あなたやパートナーが喫煙者の場合、妊娠を望む前にタバコをやめましょう。タバコは不妊や精子の問題を引き起こすほか、早産の原因となります。アルコールも生殖能力を低下させ、流産のリスクを高めます。未来の赤ちゃんの健康にとって、タバコは最悪なものの1つです。

不妊症

妊娠が困難なことは、欧米でますます増えつつある問題で、6組に1組のカップルが何らかの不妊症に悩んでいるといわれています。避妊せずに1年間性交を行っても子どもを授からないカップルが「不妊症」とみなされます。しかし、そのうちの多くが不妊症気味(低受精率)であるだけで、さらに1年待てば妊娠する可能性が高くなります。

不妊の問題を抱える人は、混乱していたり、挫折感や失望感に襲われていたりします。不妊によって精神的なダメージを受け、重いうつ状態になって問題が深刻化している女性もいます。しかし必ずしも不妊症という診断は、絶対に妊娠できないという意味ではありません。不妊の原因は数多く、ホルモンのアンバランス、性感染症、栄養不足、骨盤感染症などの感染症を以前に患ったことによる生殖器官の損傷があげられますが、多くは治療可能です。

長期間にわたる経口避妊薬の服用が、女性の妊娠能力を損なうと考える人もいますが、現在のところ医師はそう考えていません。ただし、ピルあるいはインプラントその他の避妊具の使用をやめてから、通常の月経周期が再開するまでに、数ヵ月かかることがあります。

不妊症の解決を目指すとき、身体全体に対処することの重要性を認識することが非常に大切です。私たちの身体は、さまざまな部位が寄り集まっただけのものではありません。すべての臓器と部位が相互に作用し合っています。リフレクソロジーの助けを借りて健康を改善すれば、総体的な幸福感を実感し、妊娠を促すことができるでしょう。

リフレクソロジーの効果

リフレクソロジーは、ホルモン系全体に刺激を与え、安定させることにより、身体の正常なサイクルの確立を促します。また身体、感情、精神を鎮める効果もあります。ホルモンは血液中に流れる化学伝達物質のような働きをします。ホルモンという言葉は「駆り立てる」という意味のギリシャ語に由来します。リフレクソロジーはまさに、身体が有効に働くよう駆り立てるものです。生殖機能に欠かせないホルモンの調和は、内分泌系と生殖系を中心とする定期的なリフレクソロジーのセッションで実現できます。

女性は毎月、2つの卵巣を交互に使って排卵を行います。排卵中の卵巣の反射点は非常に敏感になっているため、リフレクソロジーで足の反射区を圧すると、その時の月経周期でどちらの卵巣が活動しているかが分かります。

それが身体で何が起こっているかを知る良い目安となり、性交に最も適した時期が分かります。

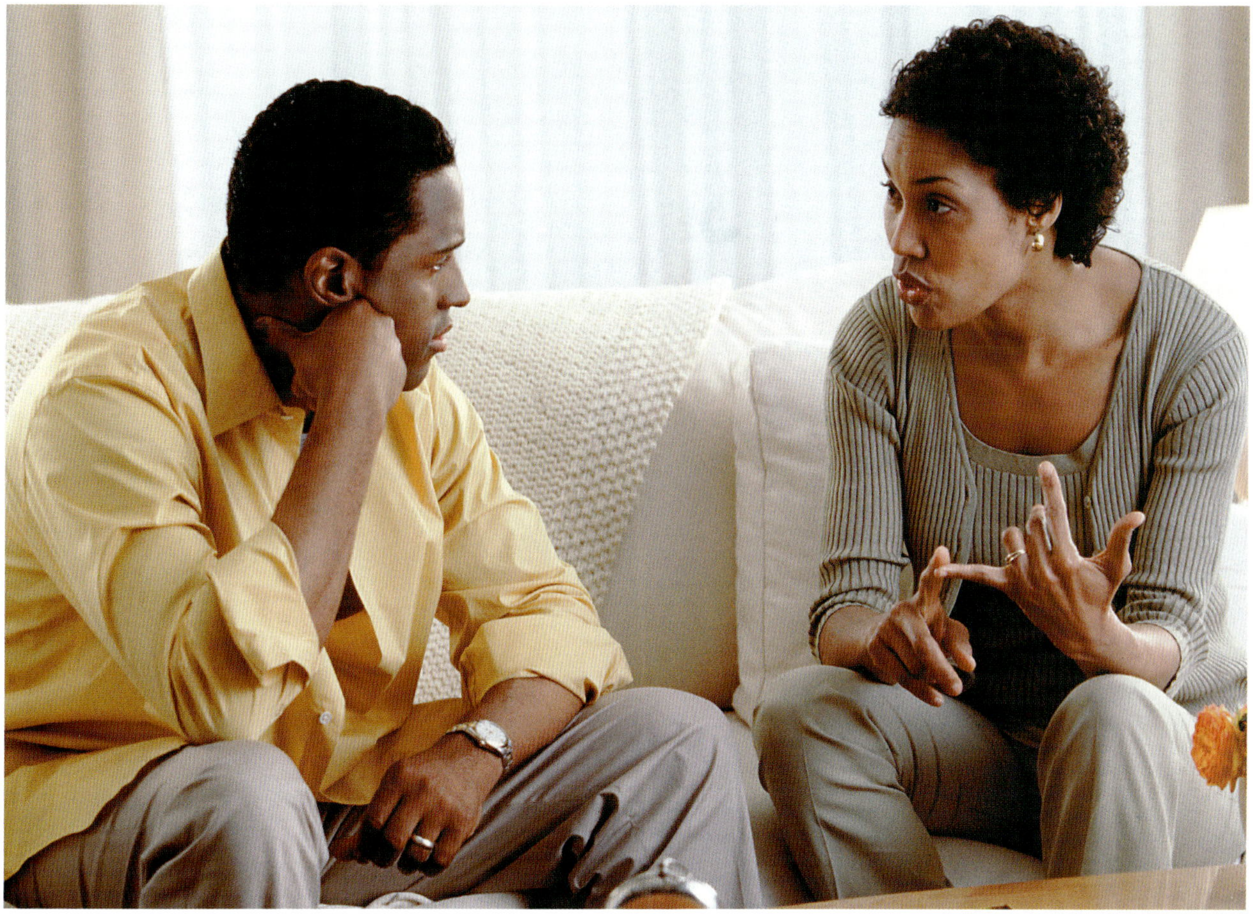

原因は私？ パートナー？

不妊症の場合、その原因が女性にある場合、男性にある場合、あるいは男性の精子に対して女性がアレルギー反応を起こすなど、原因が両者にある場合があります。女性の器官の検査は男性より複雑なため、最初の検査では、男性が正常で健康な精子を十分に生成しているかを確認します。男性は1回の射精で約2000万個の精子を放出します。そのうちの50％が、活発に活動している必要があります。卵子に侵入する精子には、女性の卵子細胞の周りの粘膜を掘り進むだけの十分な運動性（機動性）が必要です。

過去50年間で、欧米諸国における精子の数の平均値は40％減少しており、低運動性の精子を持つ男性も確認されています。

精子は大量に作られるため、その数が少ないことは必ずしも問題ではなく、質と運動性こそが重要です。精子の数が少なくても妊娠の可能性があります。ただし次のステップとして、あなたの妊娠能力を改善することです。

話し合い
子どもを授からない時、その悩みを話し合うことが必ず役に立ちます。またカウンセラーや不妊治療の専門家には、2人で会うことが大切です。

低受精率の原因

- アルコールは女性の生殖能力を半分に低下させる可能性があります。飲みすぎは生殖系に致命的なダメージを与えます。ワインを1日グラス1杯飲む程度は問題ありませんが、それ以上は妊娠能力を低下させます。

- 喫煙は、精子が卵子に受精させる能力を低下させ、女性の卵巣や子宮への血液の供給をさまたげます。またホルモンのアンバランスが起こり、着床のチャンスが減ります。

- 携帯電話は、脳の過敏な部分から有害な電磁波を送り、下垂体に悪影響を与えています。それが妊娠やその他のホルモンの機能に影響しています。

- 外因性エストロゲンは、プラスチックや農薬など、私たちが現在さらされている製品に含まれている環境汚染物質です。この農薬や化学物質は最終的に地面に排出され、水道に含まれます。どんなろ過装置も、外因性エストロゲンの侵入を止めることはできません。ホルモン作用を持つこの汚染物質は、多くの女性が服用している経口避妊薬、ホルモン補充療法、不妊治療薬にも含まれます。これらのホルモン剤は、尿から排出されて、またもや水道に混入してしまいます。

- 電磁波（EMR）は生殖能力を損なうため、電気毛布、電子レンジ、日焼け器具は、妊娠前の数ヵ月と妊娠後3ヵ月は使用を控えましょう。

- 職場にある化学物質が、生殖機能の健康を損なう可能性があります。問題を起こす可能性がないか調べてください。しばらく特定の物質を避ける必要があるかもしれません。

- 身体のミネラル欠乏は、妊娠の可能性を低くするほか、妊娠中の諸問題や、赤ちゃんの発育障害の原因となることが広く知られています。ミネラルや有毒金属のレベルを調べる、毛髪検査を受けると良いかもしれません。

妊娠を促すサプリメント

最近の食品製造方法が原因で、次世代の遺伝物質を作るのに必要不可欠な、ビタミンが不足している人が増えています。

- 亜鉛は、甲状腺の健康と正常な機能に欠かせません。甲状腺の機能障害は、生殖能力を損ないます。かつて野菜と果物は、亜鉛が豊富な土壌で育てられたものですが、最近の農法でその大半は破壊され、体へのミネラルの供給が少なくなっています。亜鉛は、生殖ホルモンのエストロゲンとプロゲステロンを効果的に使用するのにも必要です。亜鉛不足は、カップルの両方に染色体変化を引き起こし、不妊症や、流産のリスクを高める原因となります。また精子には高濃度の亜鉛が含まれていて、外層や尾には適切なレベルの亜鉛が必要です。

- セレニウムは、身体をフリーラジカルから守るのに役立つ、重要な抗酸化物質です。セレニウムは、流産や出生異常の原因として知られる、染色体の破壊やDNAの損傷を防ぎます。また健康な精子の形成にも必要なため、男性にとっても重要なサプリメントです。

- ビタミンCには抗炎症作用があります。卵管の炎症は受精をさまたげます。またビタミンCはより活発な精子を作る手助けをします。

- ビタミンBは神経系の健康維持に役立ちます。神経質で時々ストレスに悩まされる人は、ビタミンBが不足しているかもしれません。ビタミンB_6とマグネシウムは、甲状腺が卵胞刺激ホルモンと黄体形成ホルモンという、2つの大切なホルモンを分泌するのに必要です。

ハーブ療法

不妊治療の処方薬の服用をまだ始めていない人は、ハーブ療法をためしてみると良いかもしれません。絶対にハーブ療法と処方薬を併用してはいけません。

- セイヨウニンジンボクは、ホルモンバランスを整える作用があります。3ヵ月以上毎日服用してください。

- ソーパルメット(ノコギリヤシ)は強壮作用があり、男性の生殖系を強壮、強化します。パートナーは3ヵ月以上毎日服用してください。

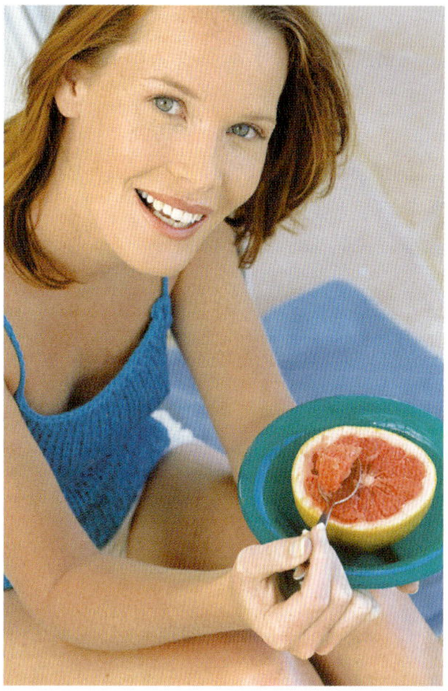

生の食物を食べよう
生の加工されていない食物には、ビタミンと栄養素が最も多く含まれています。できる限り有機栽培された果物と野菜を選びましょう。

ストレスと妊娠

ストレスは、生殖能力に悪影響を与えます。身体にストレスがかかると、副腎という腎臓の上にある帽子のような形の小さな臓器から、アドレナリンが放出されます。アドレナリンは闘争逃走反応を引き起こすホルモンで、循環、筋肉、糖代謝に広く影響を与えます。アドレナリンが放出されると、心臓の働きと身体の代謝率が高まります。同時に膀胱、腸、生殖系、免疫サポートへの、血液と神経の供給が減少します。

現代の高速社会は、身体と精神を緊張させています。私たちの多くは、職場の問題、家庭における衝突、経済的不安その他の問題を抱えながら、短い時間であまりに多くのことをやろうとしすぎています。多くの人々はほぼ常にアドレナリンを大量に放出して、「生きるためには今、走らなくてはならない」、「生き残るためには戦わなくてはならない」、「恐ろしい状況に直面している」、つまり「妊娠に適した環境ではない」、と身体に信じさせています。副腎は、命を脅かす事が差し迫っていると判断すると、妊娠を防止するために、生殖系を弱めるホルモンを生成し始めます。

定期的に運動し、ヨーガや瞑想など心が落ち着くことを始めて、ストレスレベルを下げましょう。ストレスが深刻化した場合は、カウンセリングを受けることを検討してください。

休暇も有効です。たとえば暖かい土地で2～3週間過ごして、リラックスし、太陽の日差しを楽しみ、泳ぎ、自然の中で生活すれば、ストレスは解消するでしょう。リラックスすると、副腎の活動が正常に戻ります。研究により、太陽の光が性欲を刺激するホルモンである、テストステロンのレベルを増やすことがわかっています。太陽の光は下垂体も刺激し、生殖系を制御するホルモンに刺激を与えます。あとは妊娠可能期間がちょうど良いタイミングで訪れれば、休日に妊娠する可能性が高くなります。

リフレクソロジーでストレスを軽くする

生殖系の正常な機能は、男性も女性も、ストレスや緊張の影響をとても受けやすいため、リフレクソロジーが大いに役立ちます。ストレスレベルが高すぎると、女性の場合は月経が完全に停止したり、男性の場合はほとんど勃起を保てなくなったりします。私は、妊娠をさまたげる医学上の問題が無い妊娠困難なカップルが、リフレクソロジストのトリートメントを定期的に受けた後に妊娠に成功した例を多く知っています。重要なことは、必ずパートナーが2人ともトリートメントを受けることです。なおトリートメントは数ヵ月かかります。

良いニュース

妊娠を知る最高の瞬間に、体の準備が万全だという自信があれば、もっと幸福を感じられることでしょう。

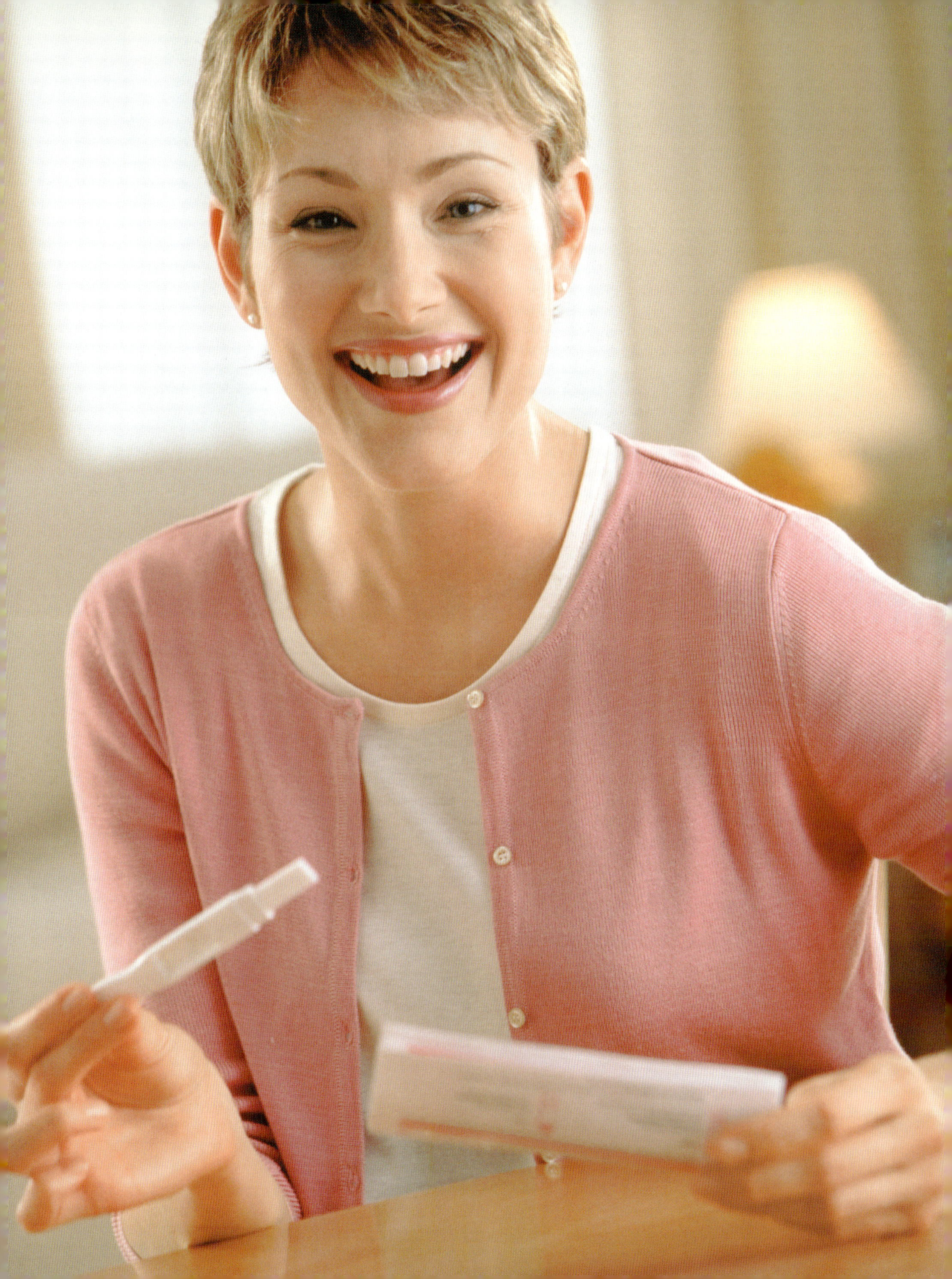

生殖能力を高め、妊娠を支援するトリートメント

ホルモンバランスを整え、身体を最高の状態に持っていくトリートメントを定期的に受けて、妊娠の可能性を高めましょう。トリートメントは体への配慮を促し、ストレスや緊張を解きます。週に数回、パートナーと交代でトリートメントを行ってもいいのですが、プロのリフレクソロジストのトリートメントを3〜4ヵ月間受けると、最高の結果が得られるでしょう。

トリートメントを行う反射区

- 下垂体
- 甲状腺(足の底と甲)
- 子宮
- 卵巣
- 卵管
- 脊髄

おすすめしたいこと

カフェインをやめる—研究により、1日たった1杯のコーヒーでも妊娠の可能性を低くすることが分かっています。コーヒーだけでなく、紅茶、コーラ、チョコレートにもカフェインが含まれていることを忘れないでください。

セルフヘルプ

あなたは赤ちゃんに対して、妊娠する前に最高の健康状態を作る責任があります。

- タバコをやめましょう。あなたもパートナーもやめるべきです。またできるだけ受動喫煙も避けましょう。
- アルコールを減らすか絶ちましょう。レクリエーションドラッグは一切禁止です。
- 果物や野菜をはじめ、新鮮なホールフードをたくさん食べましょう。予算に合わせて出来るだけオーガニックフードを買いましょう。
- 定期的に運動しましょう。また、リラックスしてストレスレベルを下げる方法の1つとして、瞑想をやってみてもよいかもしれません。

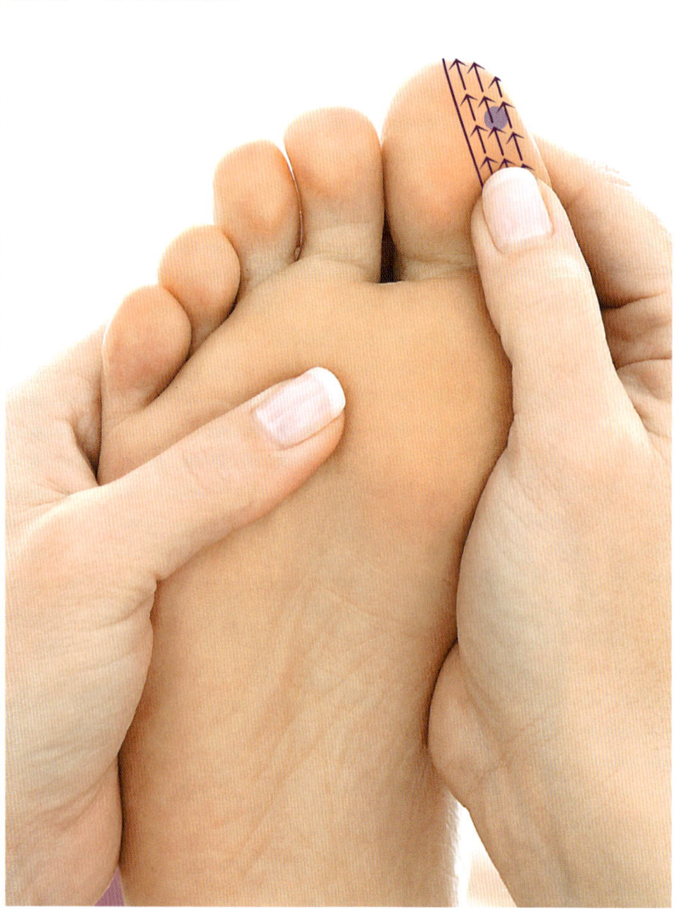

下垂体
右足を左手で持ちます。親指のつけ根から上に向かって、右手の親指でクリーピングします。手をかえて左足に行います。

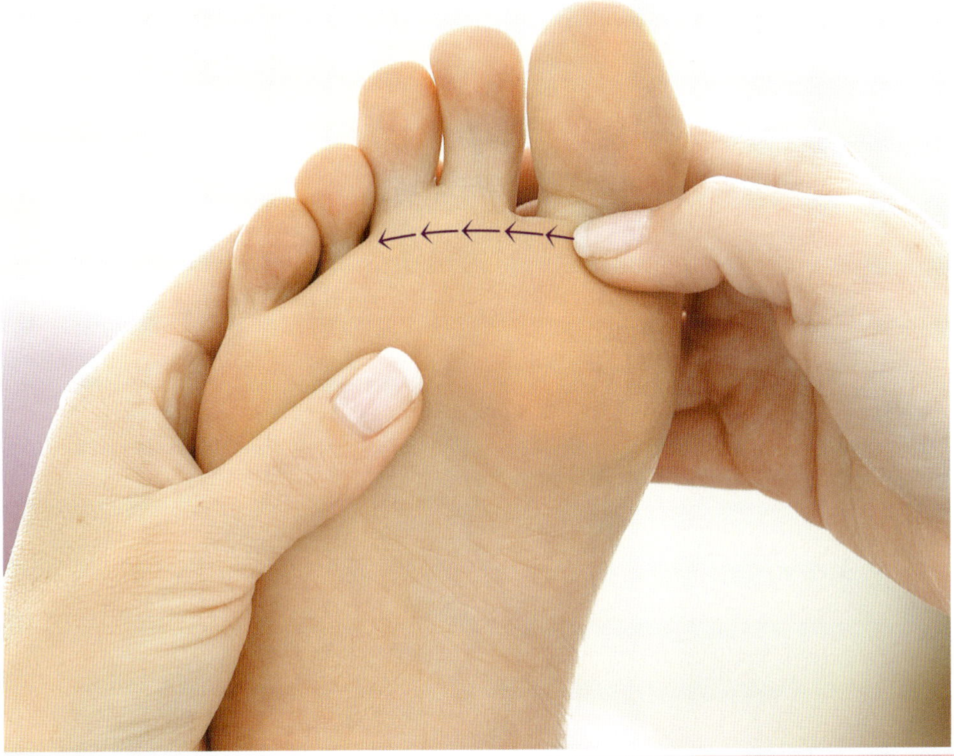

甲状腺（足の底）

右足を左手で持ちます。親指から中指までの指のつけ根に沿って、右手の親指でクリーピングします。これを3回くり返します。手をかえて左足に行います。

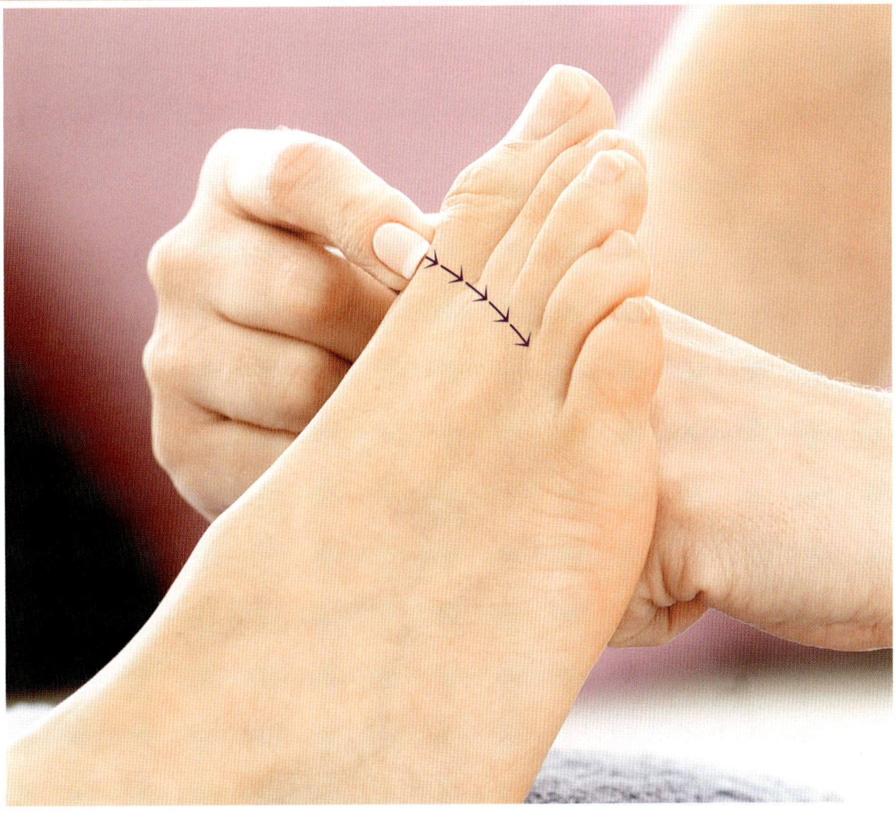

甲状腺（足の甲）

右足を左手のこぶしで支えます。親指から中指までの指のつけ根に沿って、右手の人差し指でクリーピングします。これを3回くり返します。手をかえて左足に行います。

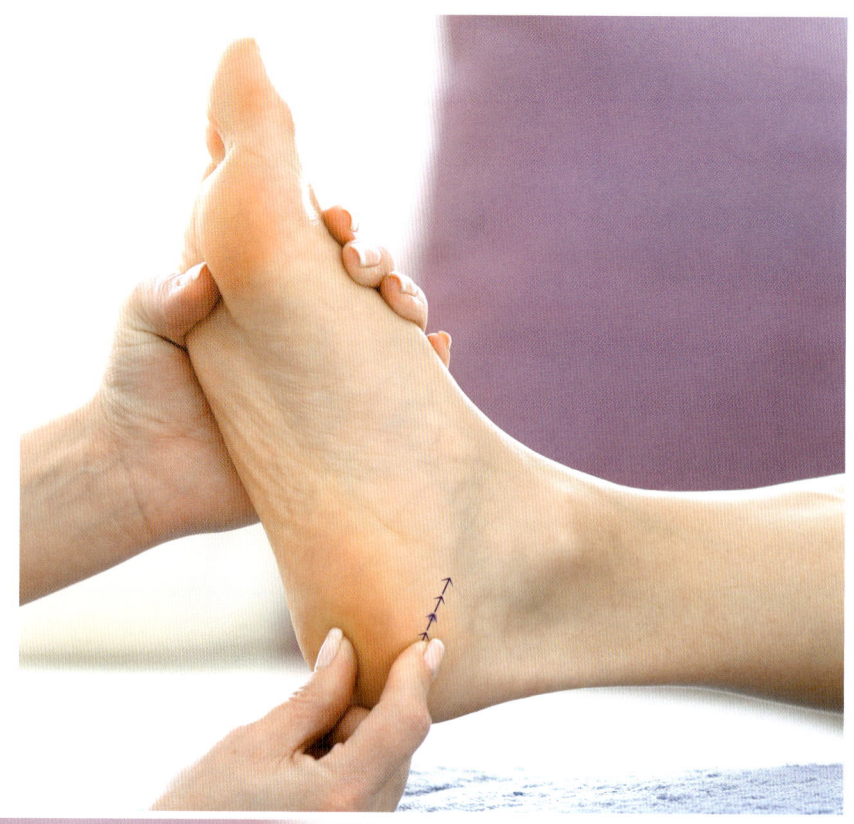

子宮

右足を左手で持ちます。子宮の反射点は、足の内側のかかととくるぶしの間にあります。かかとの先端からくるぶしまで、右手の人差し指でクリーピングします。手をかえて左足に行います。

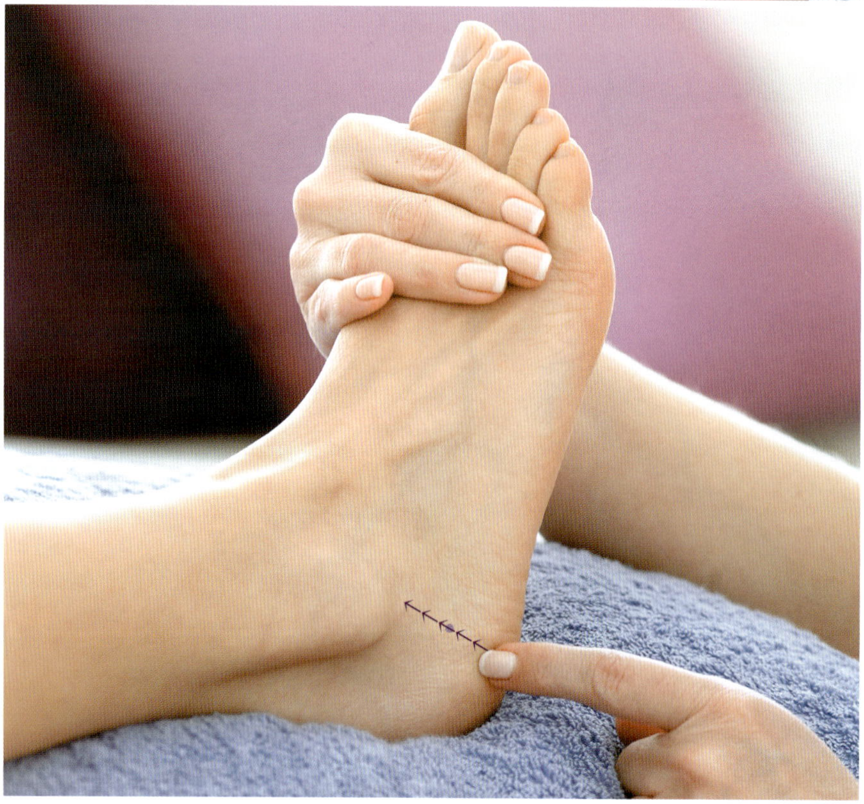

卵巣

右足を右手で持ちます。卵巣の反射点は、足の外側のかかととくるぶしの間にあります。かかとの先端からくるぶしまで、左手の人差し指でクリーピングします。手をかえて左足に行います。(この反射点は、男性の場合は精巣にあたります)

卵管

両手の親指で右足の底を押します。それと同時に、両手の人差し指と中指で、足の甲をクリーピングします。これを2〜3回くり返してください。左足にも同様に行います。(この反射点は、男性の場合は輸精管にあたります)

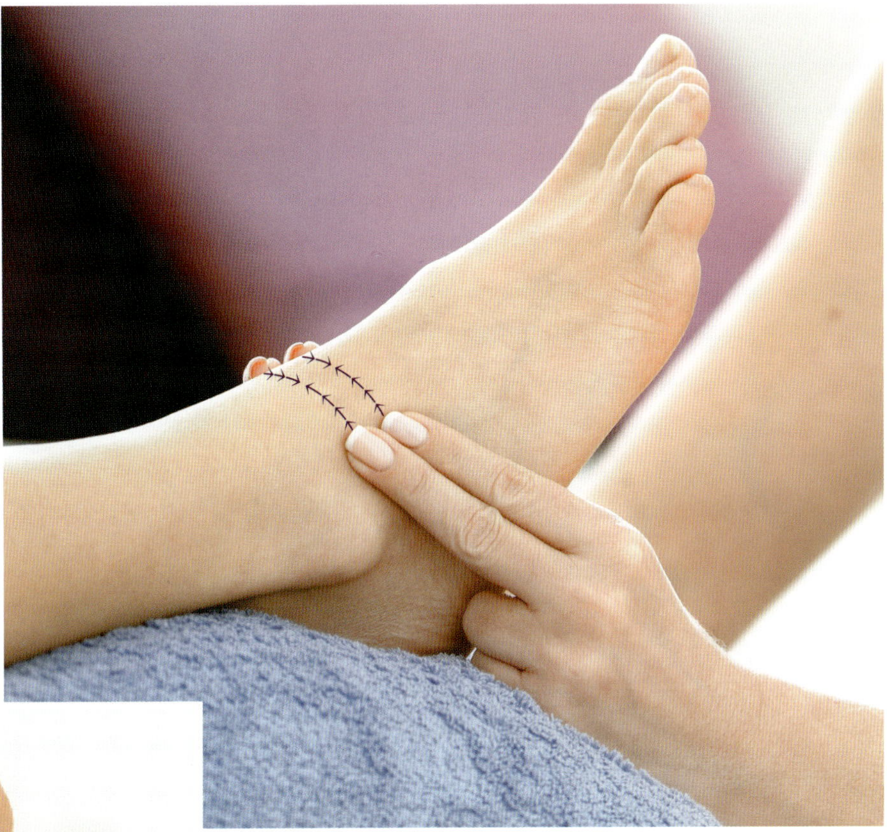

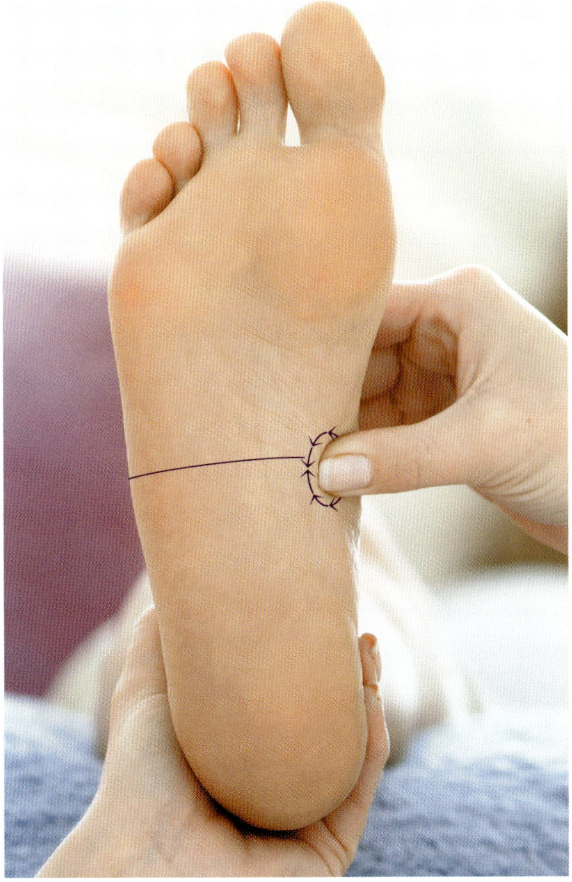

脊髄を刺激する反射点

右足を左手で持ちます。右手の親指で、足の内側の中央部分の脊髄を刺激する反射点を見つけて、5〜6回ローテーティングを行います。手をかえて左足に行います。この反射点は、脊髄全体を活性化します。

2人で実践する

将来の父親であるパートナーも、リフレクソロジーのトリートメントの効果を得られます。通常のトリートメントに加えて、特に行いたい反射区は以下の通りです。

- 下垂体(p.58を参照)
- 甲状腺(p.59を参照)
- 精巣(卵巣p.60を参照)
- 輸精管(卵管p.61を参照)
- 脊髄(本頁)

流産

流産は、女性とそのパートナーに深い悲しみを与える経験となります。身体的にも精神的にも大きすぎるそのショックに対して、心構えができている人などほとんどいません。妊娠の4分の1が流産となり、その原因の50%が染色体異常と考えられています。妊娠24週以前の胎児の自然消失を流産といいます。24週以降は死産とされます。

流産による精神と身体へのダメージから回復する時期に、女性とそのパートナーがお互いに、毎週リフレクソロジーを行うことをおすすめします。トリートメントはリラクゼーションと心の平穏をもたらし、妊娠して正産期まで健康な赤ちゃんを育む能力に対する自信を、女性が取り戻すのに役立ちます。

多くの女性は、少なくとも4ヵ月間はもう一度妊娠することについて考えたくないものですが、精神的にその準備ができたら、健康状態を出来る限り最高の状態にし、ライフスタイルの変化や食事に細心の注意を払って、もう一度流産するリスクを最低限に留める必要があります。

お互いに支えあう
流産の後は大きなサポートが必要です。流産を受け入れることが難しい場合、カウンセリングが有効な場合もあります。

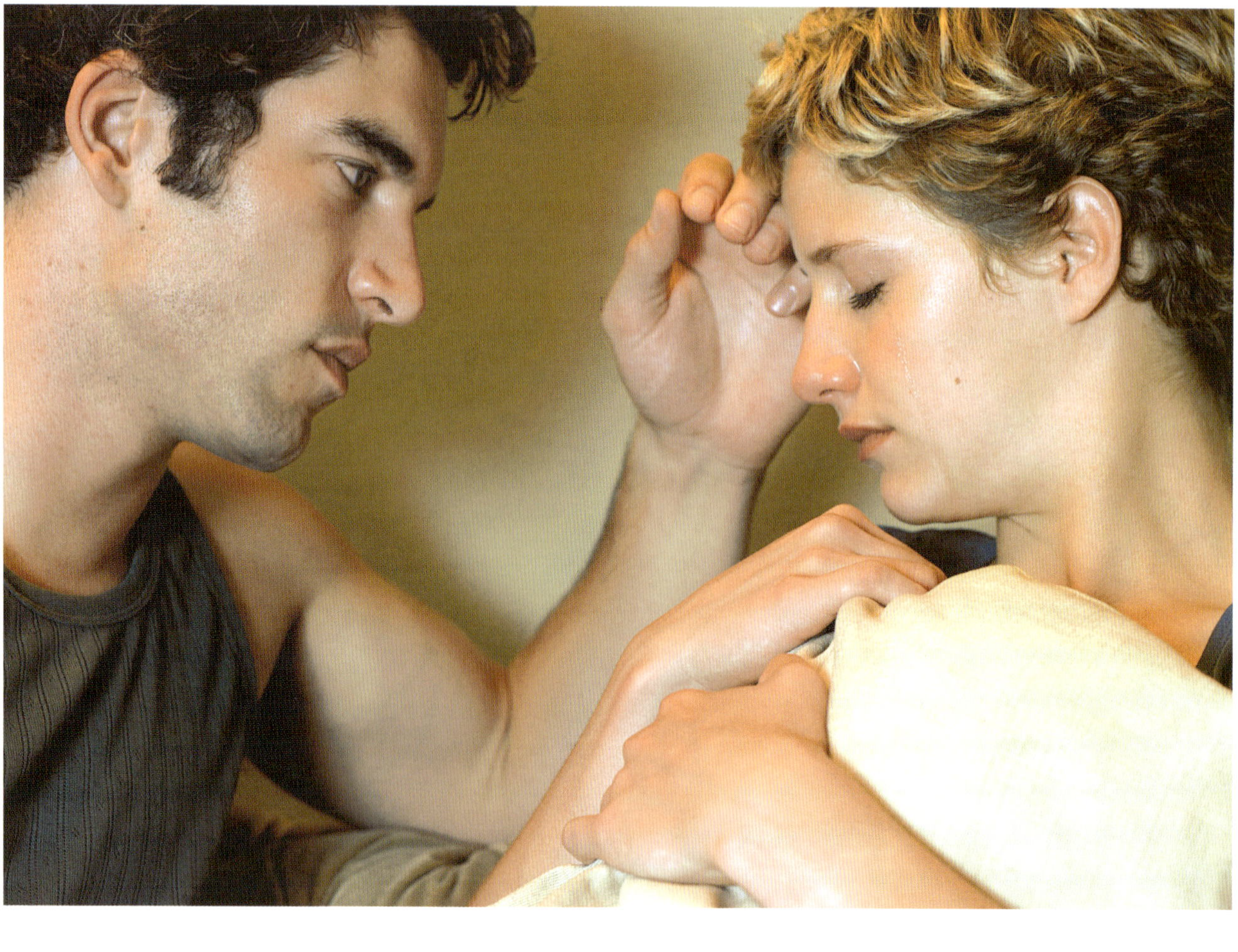

本章の最初に述べた、妊娠前の健康に関するアドバイスによく注意して従い、下記におすすめするサプリメントを検討してください。例えば、研究によると流産する女性はそうでない女性より血中のセレニウムの値が低いことが分かっています。

乳製品に豊富に含まれる、飽和脂肪の摂取を控えましょう。赤身の肉や乳製品には、アラキドン酸が含まれています。これは、血流や血液の凝固の異常を引き起こすプロスタグランジンの1種、PGE2の生成を促します。流産を予防するとき、血液凝固の異常を減らすことが目標となります。

ハーブ療法

流産防止に有効なハーブは3種類あります。妊娠前4ヵ月間に服用します。

- セイヨウニンジンボク―流産後の女性に有効です。黄体形成ホルモンを生成してホルモンバランスを整える、甲状腺の機能を活性化するといわれています。

- ブルーコホシュ―生殖器系にとって重要なもう1つのハーブです。生殖系全体の調子を整えて強めるほか、流産予防に特に有効です。子宮と生殖器系全体を強壮すると考えられています。

- フォルスユニコーンルート―通常、上記2つのハーブと組み合わせて流産予防のために使用されます。

流産後のサプリメント

以下のサプリメントは、流産した女性に特に有効です。3〜4ヵ月間服用してください。

- マルチビタミン
- 葉酸
- ビタミンE
- 亜鉛
- セレニウム
- 必須脂肪酸

流産後の回復を助けるトリートメント

原因が何であれ、待ち望んでいた赤ちゃんの流産は、深い悲しみを生みます。そして身体的にも精神的にも回復するために、時間が必要です。また流産後は、正常な月経周期を取り戻すのに数ヵ月かかる場合があります。リフレクソロジーを利用して、身体のバランスを整え、月経周期をもう一度立て直しましょう。また多くの女性が、身体だけでなく精神を癒して流産による精神的トラウマから立ち直るために、リフレクソロジーを役立てています。

トリートメントを行う反射区

- 下垂体
- 甲状腺(足の底と甲)
- 脊髄
- 子宮
- 卵巣

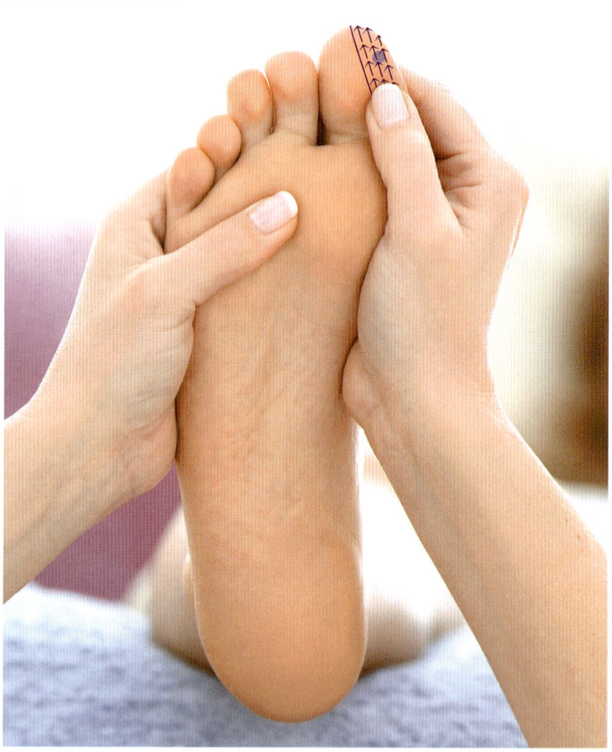

下垂体
右足を左手で持ちます。親指のつけ根から上に向かって、右手の親指でクリーピングします。手をかえて左足に行います。

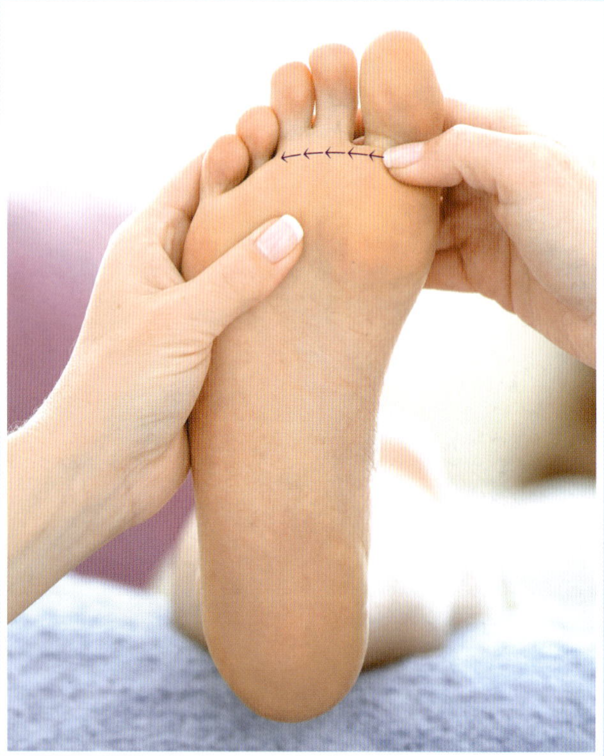

甲状腺(足の底)
右足を左手で持ちます。親指から中指までの指のつけ根に沿って、右手の親指でクリーピングします。これを3回くり返します。手をかえて左足に行います。

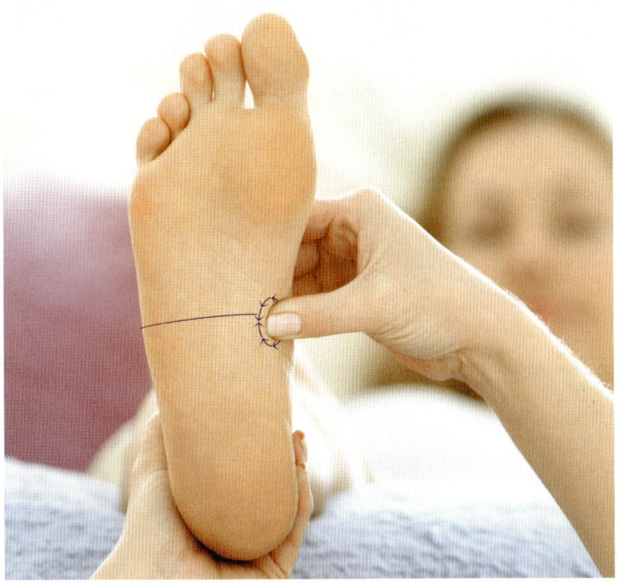

脊髄を刺激する反射点

右足を左手で持ちます。右手の親指で、足の内側の中央部分に脊髄を刺激する反射点を見つけて、5〜6回ローテーティングを行います。手をかえて左足に行います。この反射点は、脊髄全体を活性化します。

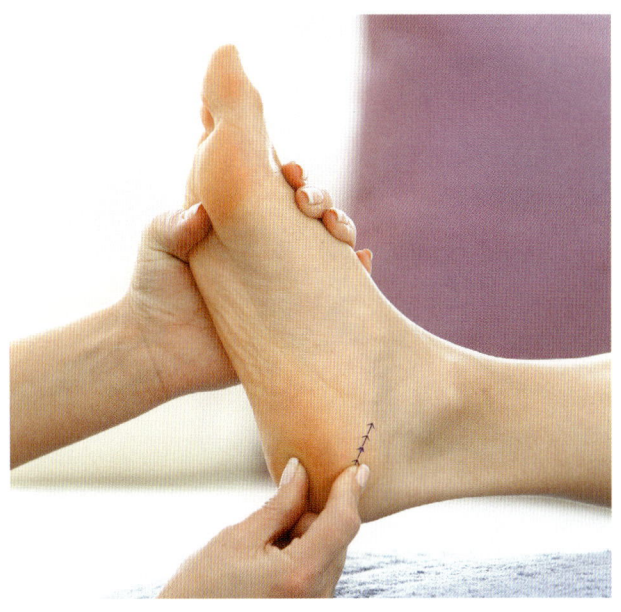

子宮

右足を左手で持ちます。子宮の反射点は、足の内側のかかととくるぶしの間にあります。かかとの先端からくるぶしまで、右手の人差し指でクリーピングします。手をかえて左足に行います。

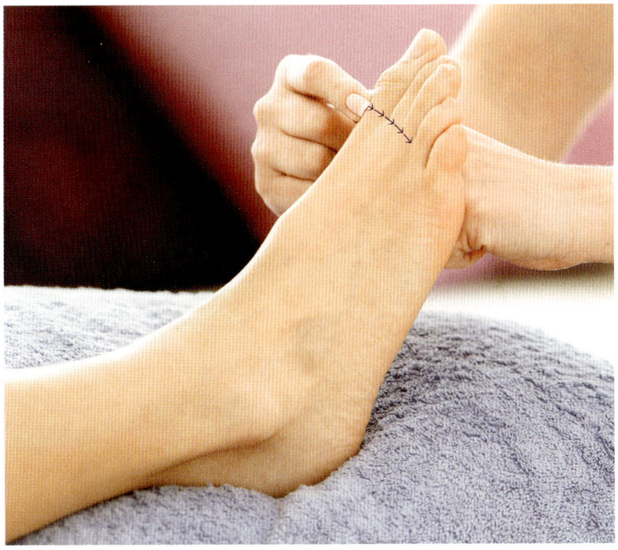

甲状腺（足の甲）

右足を左手のこぶしで支えます。親指から中指までの指のつけ根に沿って、右手の人差し指でクリーピングします。これを3回くり返します。手をかえて左足に行います。

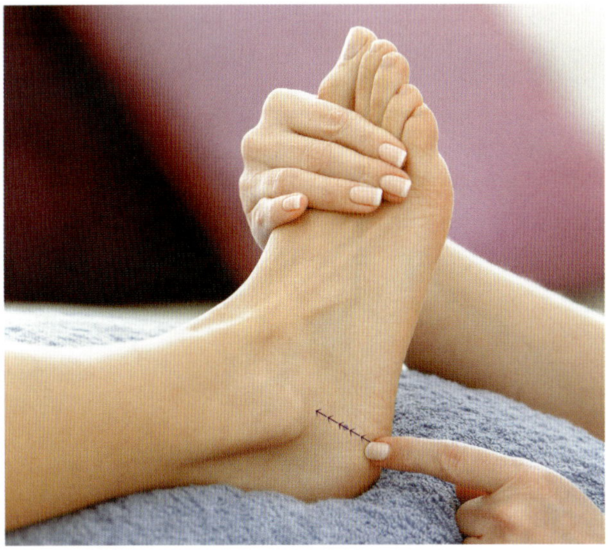

卵巣

右足を右手で持ちます。卵巣の反射点は、足の外側のかかととくるぶしの間にあります。かかとの先端からくるぶしまで、左手の人差し指でクリーピングします。手をかえて左足に行います。

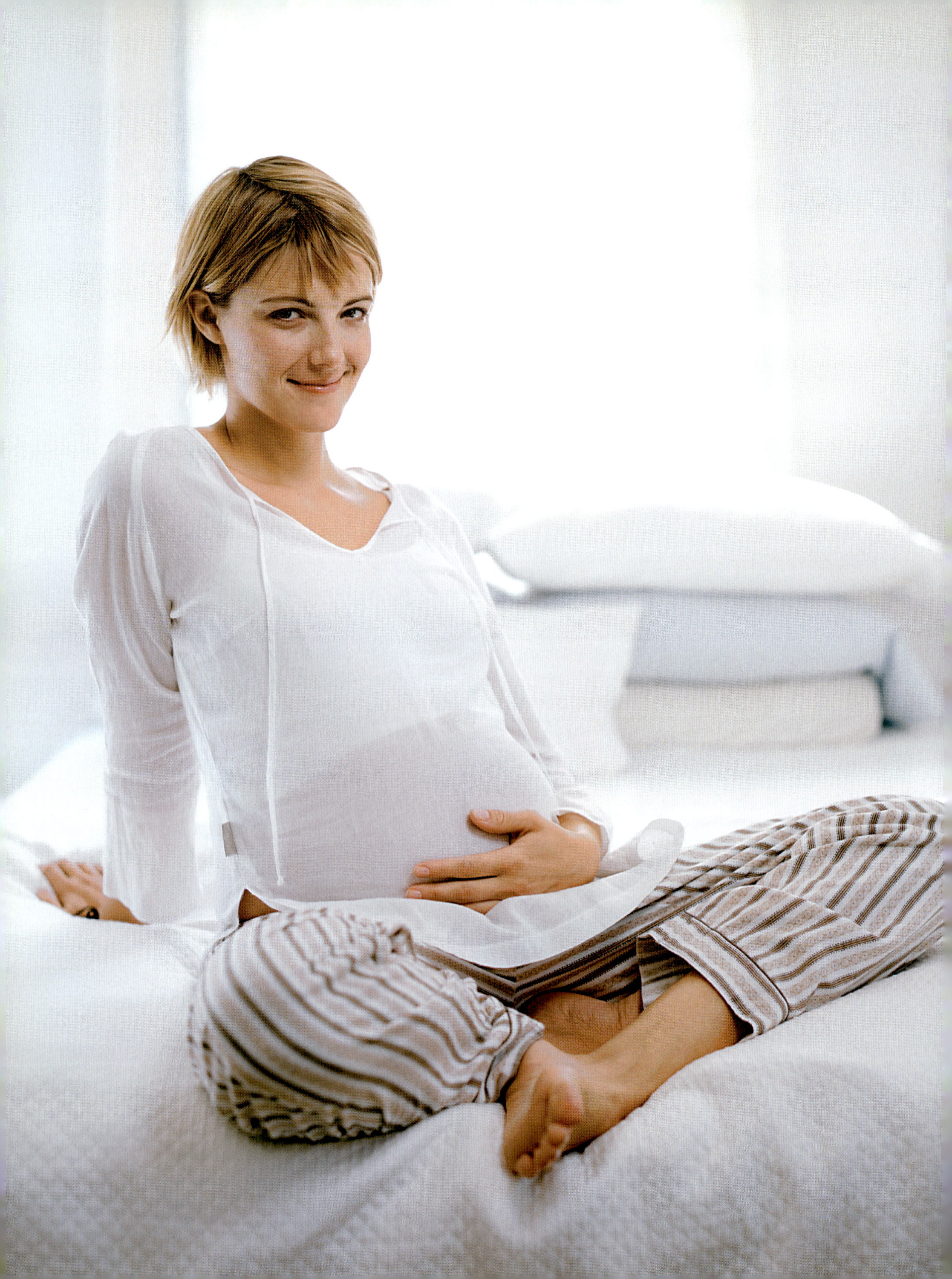

妊娠中の
リフレクソロジー

5

妊娠が分かった瞬間、人生でいちばん自分の身体を大切にすべき時がやってきます。妊娠を目指す前から、健康に特に注意できればもっと良いでしょう。妊娠を安定させ、新しい命を育てるために、人の体は膨大なエネルギーの蓄積を必要とします。あなたやパートナーが健康であればあるほど、赤ちゃんは良い人生のスタートが切れます。

赤ちゃんの命は1つの細胞から始まります。パートナーの精子の1つと融合した卵子の1つです。この文章の最後のピリオドよりも小さな細胞が、赤ちゃんの成長発達のための遺伝子物質をコントロールする基盤を作ります。あなたの体は、9ヵ月を超える妊娠期間中に、子宮の中で赤ちゃんを育て、乳児の初期に母乳を与える準備をするため、十分なエネルギーを必要とします。

身体的にも精神的にも「適応」が必要なこの時期、リフレクソロジーは安全で有効なセラピーです。ただし、妊娠初期の3ヵ月間は、資格を持ったリフレクソロジストにまかせるのが最善でしょう。その場合は必ず、あなたが妊娠していることを伝えてください。

健康的な妊娠

妊娠は病気ではありません。女性の体は、出産して子どもを育てられるよう設計されています。そして多くの女性にとって出産は、精神的にも肉体的にも、人生で最も素晴らしい経験です。飲み物や食べ物に特に気を配り、以下のヒントに従って、ぜひ良いスタートを切ってください。

消化不良や腰痛など、何か健康上の問題がある場合、リフレクソロジーは安全で効果的な補完療法となり、妊娠中のあらゆる不快感を解消するために利用できます。また出産の準備にも役立ちます。あなたは妊娠中にリフレクソロジーを施してくれた人に、出産の立会いもぜひ頼みたいと思うでしょう。その場合、陣痛の間に、特別な反射区にトリートメントを受けることもできます。

2人分食べる必要はありません

妊娠中に良い食事をすることは大切ですが、よく言われるように2人分食べる必要はありません。大半の女性は、通常より1日あたり数百カロリー多い食事をするだけで十分です。良質で新鮮な食物や、たっぷりの果物や野菜を食べましょう。

良い食事

食欲が旺盛になるのは、体が栄養や食物を必要と教えているからだと考えられますが、慎重に対処してください。甘いものが無性に欲しくなったら、チョコレートでなく、干しアンズやレーズンを食べましょう。塩辛いものが無性に欲しくなったら、ピクルスをいくつか口にすればおさまるでしょう。ポテトチップスを何袋も食べるのは良くありません。塩分をとりすぎると身体の組織に水分が貯留し、血液循環に過度な負担がかかり、血圧が高くなります。

便秘で悩んだときは、全粒穀物や野菜をより多く食べて食物繊維の摂取量を増やしましょう。サラダにオリーブオイルを加えると、腸の内容物の水分が過剰に失われるのを防ぐことができます。ティースプーン2～3杯のオイルを飲んでもいいでしょう。食事に含まれる食物繊維が腸の中で膨れてお通じが楽になるよう、水分をたっぷりとりましょう。

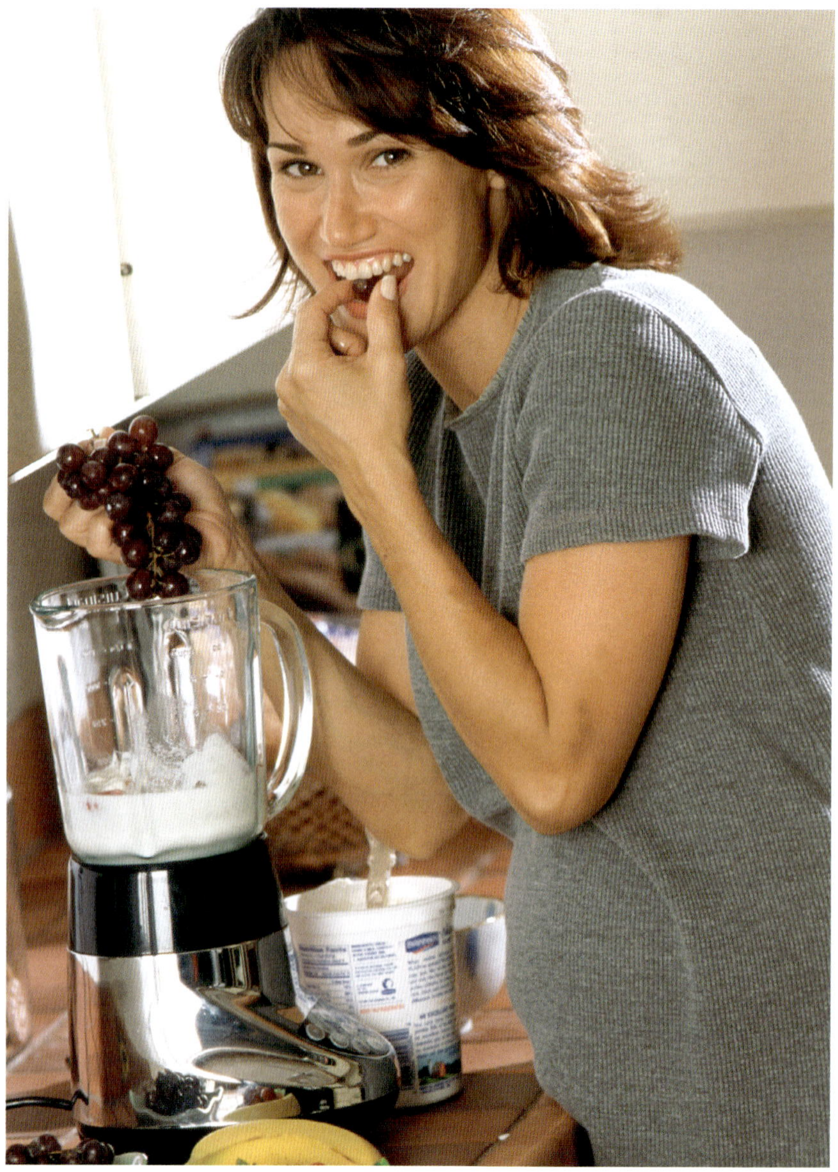

サプリメント

私たちの体は、酸素を全身に運ぶ赤血球を作るために、鉄分を必要としています。妊娠中は体が必要とする血液の量が増えるため、通常より鉄分を多くとる必要があります。青野菜、ブロッコリー、ホウレンソウ、赤身の肉など、鉄分が豊富な食物をしっかりと食べましょう。ナッツや、ヒマワリやカボチャの種などの種子もおすすめです。以前は、貧血かどうかに関わらず、母親になる女性は、鉄分のサプリメントを処方されたものです。しかし現在、医師は必要な場合のみサプリメントの服用をすすめます。鉄分をとり過ぎると体に害があるほか、便秘になりやすいと考えられているからです。

また体は、骨、タンパク質、脂肪酸を作るために、マグネシウムも必要としています。マグネシウムは、子宮の筋肉を緩めるのにも役立つ、自然な鎮静剤でもあります。妊娠という、人生の中でも非常にストレスの多い期間を過ごそうというときの最適な摂取量は、1日に200㎎です。夜に飲むと体を休めるのに役立つことに気がつくでしょう。特に子宮が大きくなって寝苦しくなり、睡眠パターンが崩れているときに有効です。

研究により、葉酸の欠乏は、二分脊椎などの神経管欠損のリスクを高めることが分かっています。医師は、妊娠を目指し始めたらすぐに葉酸を摂取し、妊娠3ヵ月が終了するまで(p.51を参照)継続することを推奨しています。この期間までに、赤ちゃんの神経管または脊髄は、適切に形成されるからです。

アルコールとタバコ

妊娠中は、アルコールを控えるのが得策です。特に細胞分裂が最も高い率で行われ、すべての主な臓器形成される最初の数週間は、飲まないようにしましょう。アルコールは1つの毒素です。胎盤の壁から少しでも入り込んだら、胎児の脳と神経系が損なわれる可能性があります。

タバコは、あらゆる深刻な病気の原因となるほか、妊娠中は母親はもちろん胎児に悪影響を及ぼします。ニコチンには興奮作用があり、胎児の心拍数を急増させます。タバコに含まれる何百種類の化学物質が、動脈を収縮させるため、喫煙中は胎児への血液供給に障害が起こります。受動喫煙も、胎児と母体に有害ですので、パートナーもタバコをやめるべきです。

バランスのとれた食事

妊娠中は特別な食事をする必要はありません。規則正しく、幅広い栄養を含むバランスのとれた食事をすることが大切です。

- 毎日5品目、できればそれ以上の新鮮な果物と野菜をとりましょう。
- ヨーグルト、牛乳、低温殺菌チーズなど、カルシウムが豊富な食品をとりましょう。
- 肉、魚、よく火を通した卵など、タンパク質をとりましょう。ベジタリアンの人は豆類を食べてください。
- 全粒粉のシリアルやパン、米、パスタなどの炭水化物を食べましょう。
- 1日2ℓ以上の水分(できれば水)をとりましょう。

妊娠中のトラブル

妊娠期間中の女性の中には、外見が美しくなり、今までの人生でいちばん体調が良いと言う人がいます。ホルモンの活動が非常に活発になったために、肌が滑らかになり、髪が豊かになりつやが出ることは少なくありません。また通常、妊娠7ヵ月までは、痛みなどを感じることはほとんどありません。それ以降は腰痛、場合によっては坐骨神経痛に悩まされることがあります。骨盤が胎児だけでなく胎盤の重さに耐えているため、太ももが痛む人もいます。

しかし多くの女性は、妊娠初期の週によく発生するつわり、めまい、痔の原因となる便秘、胸やけなどの軽い症状に悩みます。それらのすべては、リフレクソロジーで対処できます。子癇前症など、より深刻な合併症もいくつかありますが、幸いなことに、ごくまれにしか起きません。

つわり

つわり（morning sickness）は、その名前に関わらず、一日中いつでも起こりえます。その主な原因は、低い血糖値にあります。妊娠3ヵ月を超えると通常はおさまります。最善の対処法は、少量の食事を何度もすることです。朝起きてすぐに気分が悪い場合は、起き上がる前に、何もつけないトーストかプレーンなビスケットを食べ、白湯を飲んで、胃を落ち着かせてください。高炭水化物食品、ジンジャー、ペパーミントなどのハーブティー、ジンジャービスケットが効果があるという女性も多くいます。

妊娠中のつわりに処方されたサリドマイドのように、過去に問題を起こした薬物があるため、医師はこの一般的な症状に、薬を処方することを好みません。つわりが急激に悪化して脱水症状を起こし、入院せざるをえない場合もありますが、ごくまれなケースです。

胸やけ／胃逆流

胸やけとは通常、胸が焼けるような感じがする症状で、胃酸が口の中に上がってくることもあります。原因の1つは、広がった子宮が胃の底を押し上げていることです。妊娠中に放出されるホルモンが、胃の入り口にある弁を緩めてしまうことも原因の1つです。胃が完全に閉まらないため、胃酸が漏れてしまうのです。

少量の食事を何度もとり、胸やけが悪化しやすい夜遅くに食べないようにしましょう。枕などで軽く上体を持ち上げた状態にして眠ると良いでしょう。

妊娠中でも比較的安全なため、制酸剤がすすめられることもありますが、鉄分を血液の中に吸収する能力を損なう可能性があります。鉄分は母親と子どもにとって必要不可欠ですから、制酸剤は最後の手段として用いるべきでしょう。胸やけには、制酸剤を使用するより、温かいお湯をグラス1杯飲むか、ペパーミントティーを1日に数回飲む方が良いでしょう。このシンプルな対処法が最も効果的です。

床から何かを拾いたいときは、膝を曲げてしゃがみましょう。体の左側の腰の上にある胃への圧迫を防ぐことができます。

痔

痔(直腸静脈の拡張)は、妊娠中によく起きる症状です。妊娠中は身体を循環する血流量が増え、静脈を膨張させるからです。食物繊維が豊富な食事をし、水をたっぷり飲んで、腸の規則正しい働きと、軟らかい便を維持し、痔を予防しましょう。血管が外に出て、痛みやひどいかゆみなどの症状が出たら、温かい風呂で不快感をやわらげ、冷湿布と温湿布を交互にあててください。数多く市販されている痔用クリームも効果があるかもしれません。痔は、赤ちゃんが生まれたとたん、その症状が発生したときと同じくらい、あっという間に治ってしまいます。

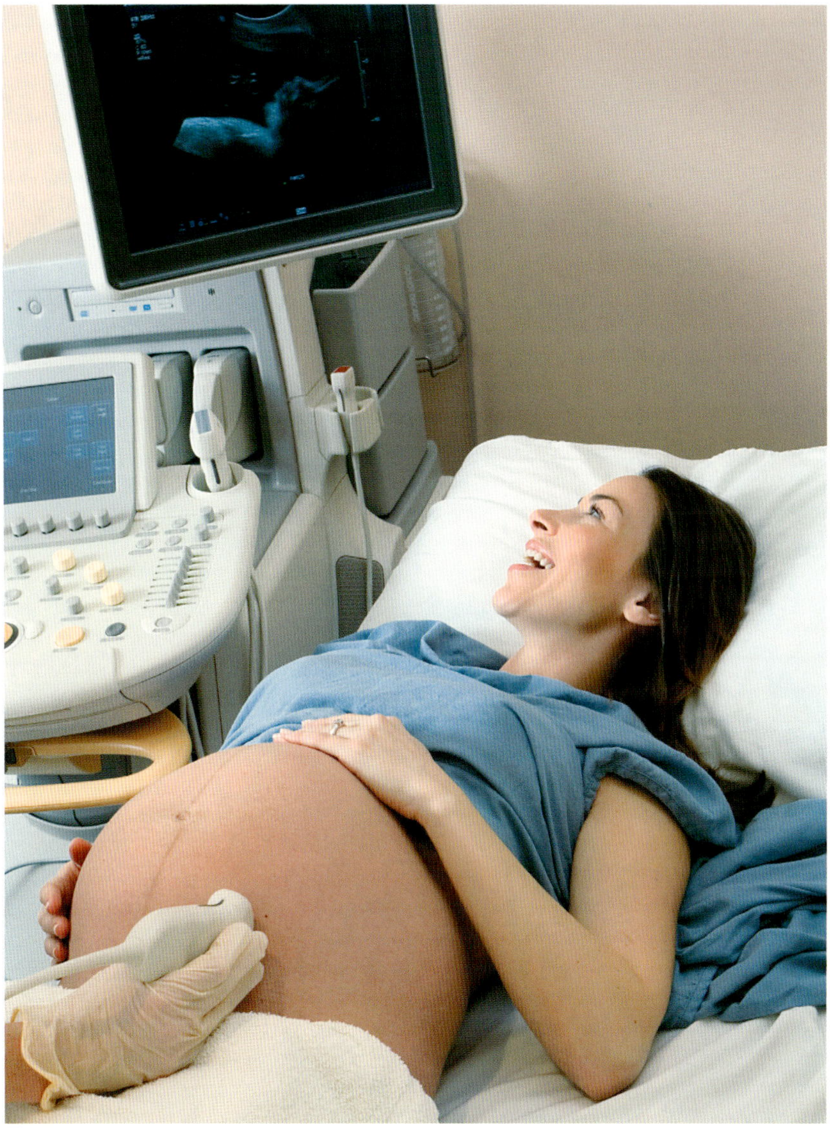

超音波検査

妊娠中は、胎児の成長を確認するために、2〜3種類の超音波検査を定期的に行います。また正期産が近づくと、胎児の体の位置を調べるために、予定日が過ぎると胎児が生まれる準備ができているかを調べるために、超音波検査を行うこともあります。

子癇前症《しかんぜんしょう》

この病気は、妊娠20週以降に発生する可能性があります。症状は、高血圧、尿タンパク、手、足、場合によっては顔の水分貯留(むくみ)です。

通常は軽い症状ですが、ごくまれに子癇という非常に深刻な症状を引き起こす場合もあります。

このような症状には、ビタミンCとEのサプリメントが有効です。オメガ3脂肪酸が効く場合もあります。血圧を下げるために、できるだけ休養することが大切です。ただし、リフレクソロジーや、ビタミンとミネラルのサプリメントによる追加的サポートが有効であっても、子癇前症は医療専門家による治療が絶対に必要なことを強調しておきたいと思います。

体重増加

専門家のほとんどが、妊娠中の健康的な体重増加は、6キログラム以上15キログラム以下だと考えています。このうち、赤ちゃんの体重は3～4キログラムです。体重が増えすぎると、血圧が高くなり、出産後も妊娠前の体重より数キログラム重くなってしまいます。ほとんどの女性は、妊娠3ヵ月まではあまり体重が増えません。4ヵ月くらいから体重増加のスピードが増し、8ヵ月くらいで徐々におさまります。ただし体重増加量は、女性によって、また妊娠の状況によって異なります。くれぐれも妊娠中にダイエットをしないでください。体重が増えすぎていると感じたら、担当の助産師に相談し、食事指導を受けてください。

余分な脂肪は、腹部を守るために腰やお尻に蓄積します。脂肪の蓄積は、食料が不足した場合に備えて母親や赤ちゃんが消費するエネルギーを蓄える、体の自然な現象でもあります。食料不足は現代の西洋社会では考えにくいことですが、国や時勢が違えば起こりうることです。

通常の子宮の大きさは、大きめのプラムくらいしかありませんが、妊娠40週にさしかかると、大きな風船くらいに膨らみます。出産が近づくと、子宮は横隔膜の上のあたりまで拡大します。また子宮が広がったために、腹部やお尻に妊娠線が現れます。保湿クリームやベビーオイルで腹部やお尻を毎日マッサージしましょう。

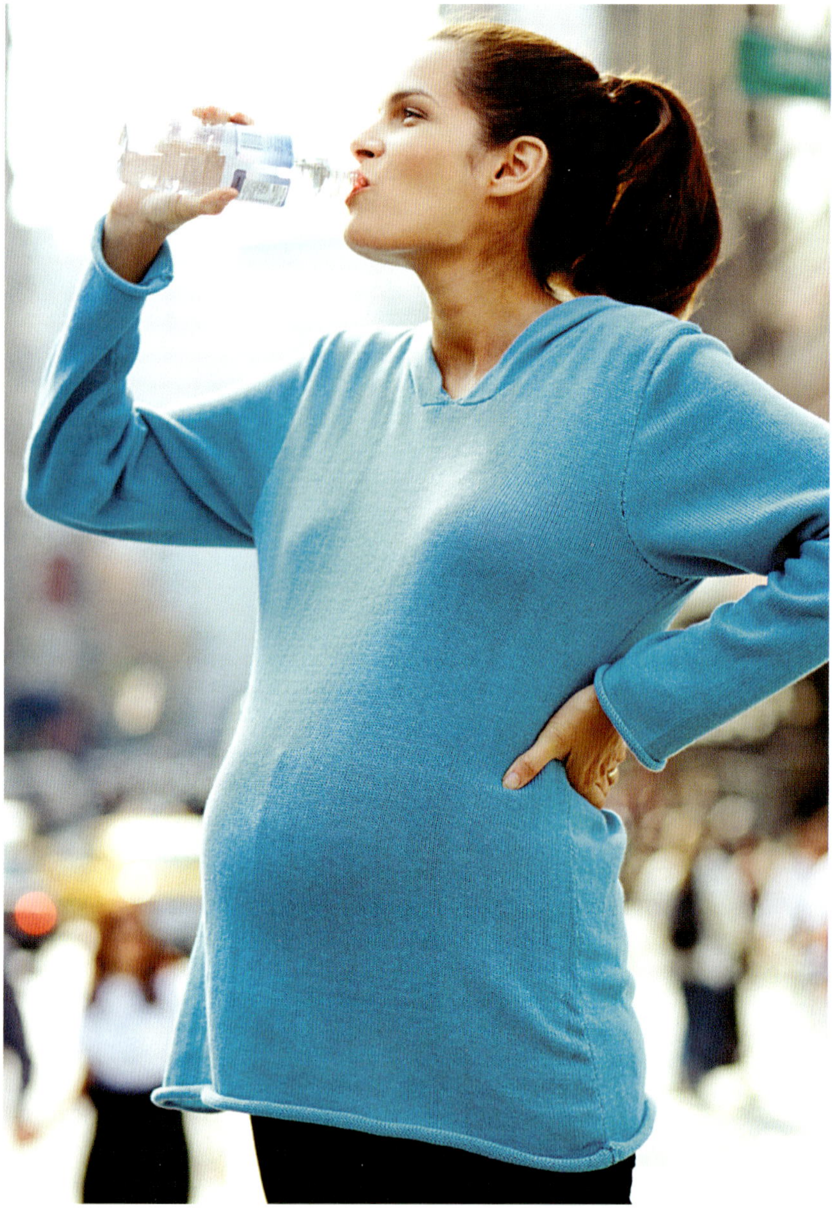

水分をとりましょう
1日2ℓ以上の水分をとって、体の潤いを保ちましょう。牛乳やフルーツジュースでもかまいませんが、水が最適です。

赤ちゃんを助ける

何世紀も前から、妊娠女性はラズベリー・リーフティーをよく飲んでいます。このハーブティーは、骨盤と子宮の筋肉を強め、乳房への母乳の流れを作ります。妊娠初期には子宮に刺激を与え過ぎることがあるので、妊娠3ヵ月までは控え、妊娠後期に飲むと良いでしょう。

子宮口は、赤ちゃんの頭が産道を通り抜けられるほど拡張しなければなりません。会陰《えいん》と呼ばれる肛門、膣、尿道口の間を、毎日オリーブオイルでマッサージすると、膣がより楽に広がります。アジア女性は何世紀ものあいだ、この方法で会陰を少しずつ軟らかくして拡張しやすくし、出産時の痛みを伴う裂傷を予防しています。

強壮と強化

体にかかる余分な重さは、骨盤と臀部に大きな負担となります。以下は、骨盤周辺の筋肉を引き締める強壮と強化の運動です。

- 洗面所やトイレに行くたびに、膣や肛門の周りの筋肉を引き寄せ、そのまま10まで数えて力を抜きます。
- 水泳が好きな人は、プールを数回往復することで、適度に全身運動ができます。体が完全に水に支えられることから、関節に特に効果があります。
- 毎日散歩し、その間に深呼吸を何度か行います。

妊娠中の軽い症状

リフレクソロジーは、妊娠中に起こる軽い症状に対処するには理想的な、非侵襲性(体に傷をつけたり痛みを与えたりしない)の療法です。トリートメントは母親に有効で、お腹の中で育っている赤ちゃんには害がありません。

トリートメントを行う反射区

便秘と痔

- S状結腸と直腸
- 腸

つわり

- 下垂体
- 胃

胸やけ

- 胃
- 横隔膜

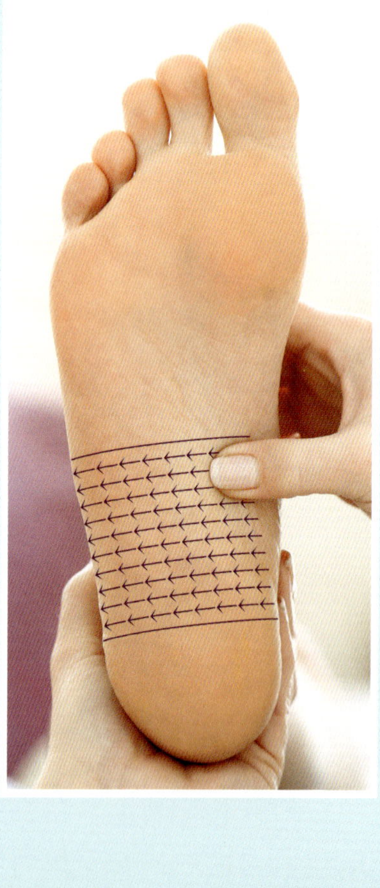

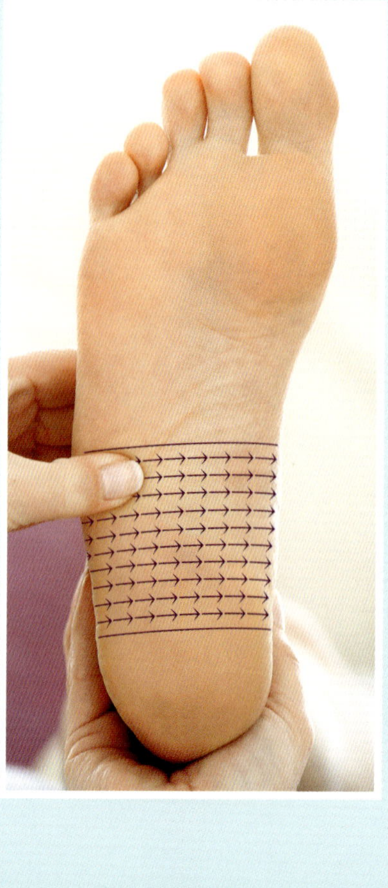

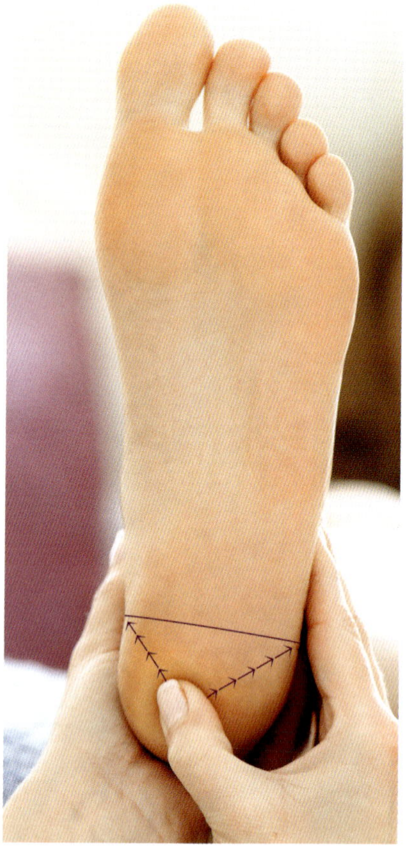

S状結腸と直腸

左足にしかない反射区で、骨盤ライン(p.10を参照)の下にあり、V字型をしています。左手で足を支え、右手の親指でV字の内側のラインを、手をかえて左手の親指で外側のラインを、徐々に押し上げます。

腸

右足を左手で支えます。ウェストライン(p.10を参照)からかかとまでの反射区を、内側から外側に向かって真横に、右手の親指でクリーピングします(写真左)。手をかえて、外側から内側に向かって左手の親指でクリーピングします(写真右)。同様に、最初は左親指を使って左足に行います。

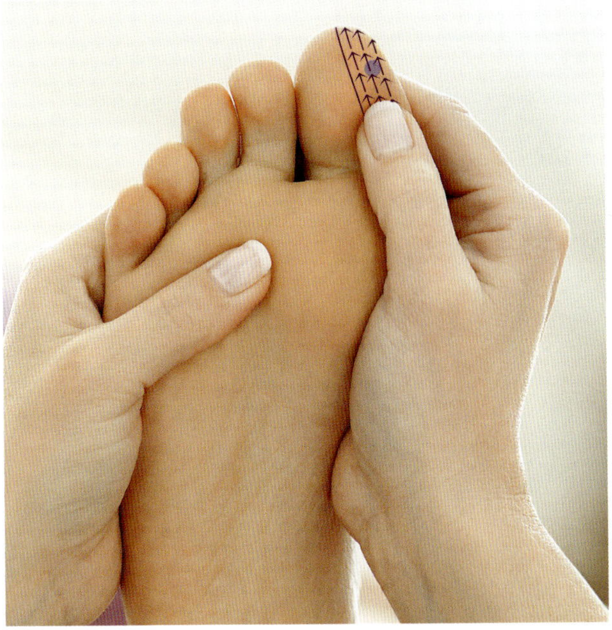

下垂体

右足を左手で持ちます。右手の親指を、親指のつけ根から上に向かってクリーピングします。手をかえて左足に行います。

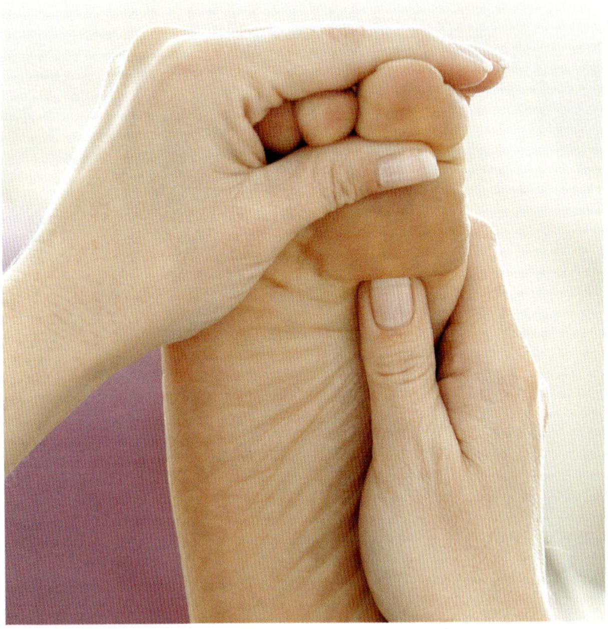

横隔膜のリラックス

このトリートメントは、特にストレスに悩む人に有効です。右足の甲を左手で持ちます。横隔膜ライン（p.10を参照）が始まる場所に右手の親指をあてます。横隔膜ラインに沿って足の外側まで、右手の親指を押し下げながら進みます。この時、足先を左手の親指に向かって折り曲げます。手をかえて左足に行います。

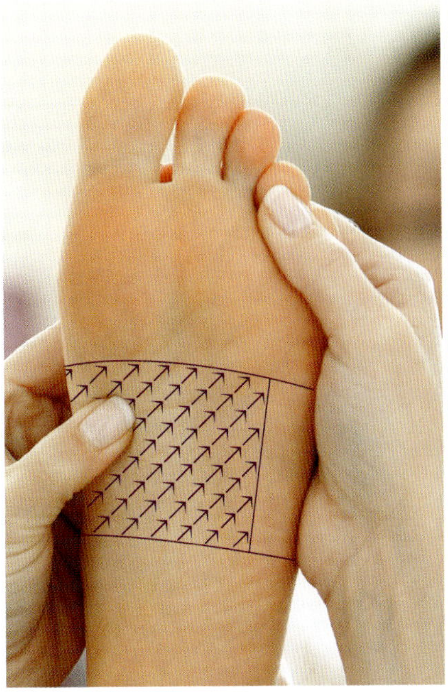

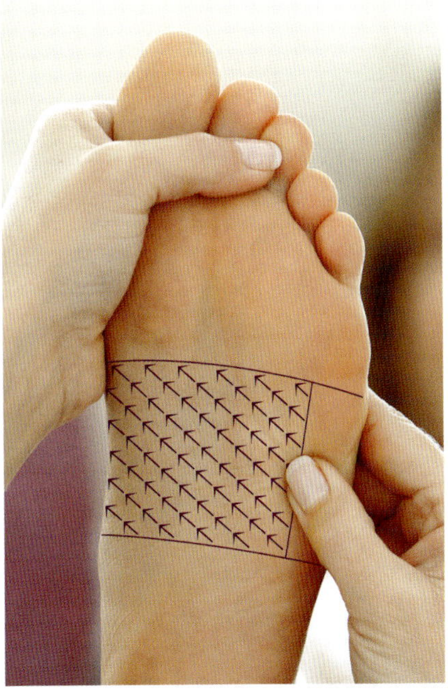

胃

胃の主な反射区は、写真のように左足のウェストラインと横隔膜ラインの間（p.10を参照）にあります。左足を右手で持ち、足の内側から外側に向かって、左手の親指でクリーピングします。次に手をかえて、右手の親指で逆向きにクリーピングします。

腰と足の痛み

多くの女性は、妊娠して初めて腰や足の痛みを経験します。リフレクソロジーは、このような症状の治療に非常に効果的なことが証明されています。この時期の痛みは、妊娠ホルモンの活動が原因である可能性があります。妊娠ホルモンが出産のために体の靱帯をゆるめるため、腰への負担が増すのです。また坐骨神経痛もよくある症状です。体の前面にかかる体重が増えて、坐骨神経に圧力を与え、痛みを引き起こしているのです。通常、妊娠中に始まった坐骨神経痛は、出産と共に消えてしまいます。

トリートメントを行う反射区

- 尾骨
- 臀部と骨盤
- 脊柱(上向き)
- 脊柱(下向き)

背部(背中や腰)をいたわる

- 姿勢をチェックします。猫背にならないように立って、背筋を伸ばして歩きましょう。頭の上に何かを置いてバランスをとろうとしていると想像してください。
- 脊柱を支えられる座り心地の良い椅子を選びましょう。椅子に深く腰掛け、背筋を伸ばし、頭はお尻の上でバランスをとります。姿勢を崩して座ってはいけません。
- 長時間、同じ姿勢で座らないようにしましょう。定期的に休憩し、立ち上がって部屋の中を歩きましょう。
- ベッドは快適で体をしっかり支えるものにしましょう。マットレスの下に板をひくと、脊柱をまっすぐに保つことができ、背部の痛みがやわらぐこともあります。

おすすめしたい対処法

ロッキングチェアー―ゆったりとした前後の動きは、心がとても鎮まり、背部の痛みをやわらげます。この効果は、椅子が揺れているあいだ続きます。

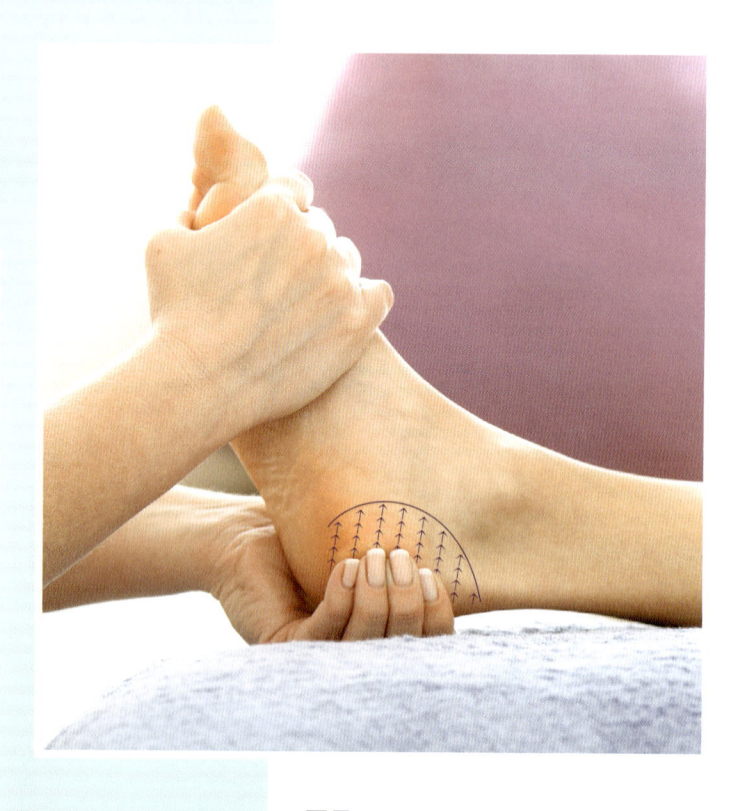

尾骨
右足の甲を右手で持ちます。かかとの内側を、左手の4本の指で上に向かってクリーピングします。手をかえて左足に行います。

臀部と骨盤

右足の甲を左手で持ちます。かかとの外側を、右手の4本の指で上に向かってクリーピングします。手をかえて左足に行います。

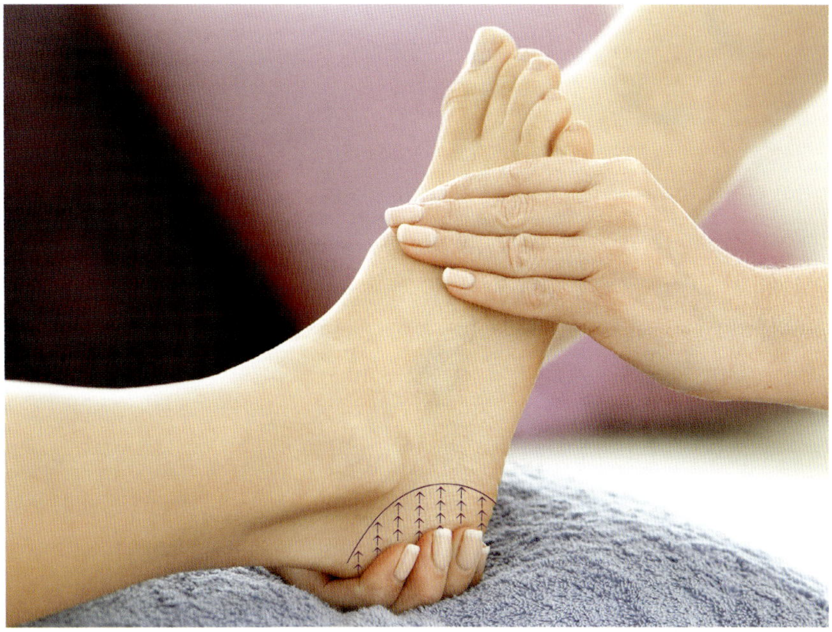

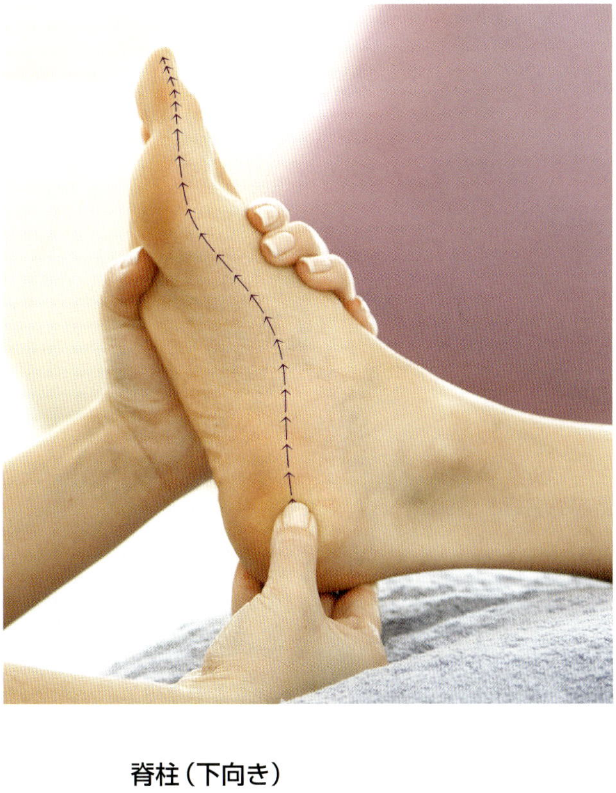

脊柱（上向き）

右足を左手で持ちます。足の内側の縁を親指の先に向かって、右手の親指でクリーピングします（写真左）。手をかえて左足に行います。

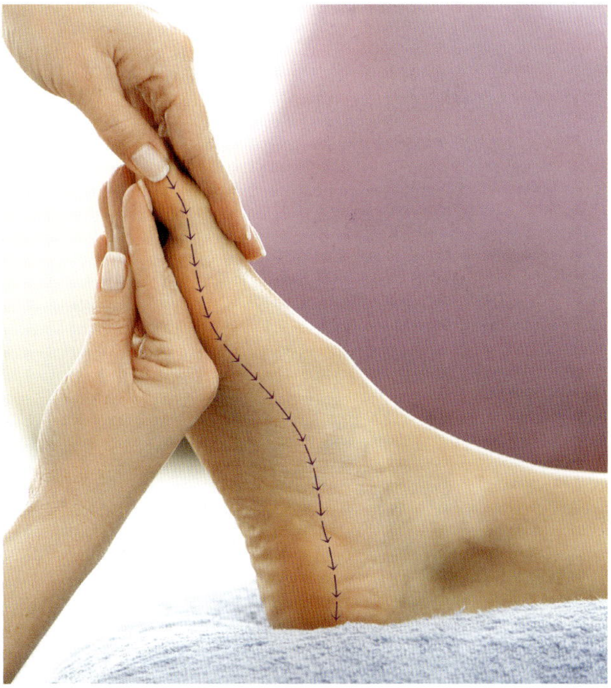

脊柱（下向き）

右手の指の背で、右足の底を支えます。左手の親指で、足の内側の縁を下向きにクリーピングします（写真右）。それに合わせて、足を支える右手を下にずらします。手をかえて左足に行います。

陣痛と誕生

妊娠40週頃、胎児が胎盤の助けがなくても外の世界で生きられるほど十分に成長すると、陣痛が始まります。大きなお腹の膨らみの中にいる赤ちゃんが、膣の小さな穴からどうやって現れるのか不安になるのは、初産の場合は特に、ごく当たり前のことです。でも忘れないでください。あなたの体はそれに耐えられるよう設計されているのです。

誕生とは、絶対に安全な子宮の中から、母体の外の全く異なる世界に移動することです。新生児はみな、安全、安心、愛情と敬意に満ちた優しいお世話といった、基本的なニーズを両親に満たしてもらう必要があります。

自宅出産は通常、初産では推奨されませんが、それを選択する女性が増えています。それ以外の人は、どんな問題が起こってもあらゆる医療技術が利用できる病院という環境の方が、より安心感を得られると考えます。妊娠中、担当医や助産師は、あなたがどんな方法で出産したいかについて相談にのってくれます。例えば、多くの女性は、陣痛の初期だけでも出産用プールにいるとかなりリラックスできます。温かい水は心を鎮め、収縮の痛みをやわらげてくれます。現在、出産用プールがある産科は多くなりましたが、事前にリクエストする必要があります。自宅用プールのレンタルも可能です。

予定日の約1週間前に、突然エネルギーが過剰にわき出るのを感じることは珍しくありません。戸棚の大掃除、大量の家事、窓の掃除をしたくなります。これは、出産の準備を整えて赤ちゃんにとって快適な巣を作るための、自然な現象でしょう。

陣痛の最初の兆候

陣痛開始の最初の兆候の1つは、おしるしです。それは、妊娠中は感染症を防ぐために子宮頸を封しているピンク色の粘液が出てくることです。おしるし後も子宮は数日間、静かに収縮をしていますが、2〜3日後にはあなたも気がつくほど強く収縮し始めます。

また、子宮が締めつけられるのも感じられるでしょう。陣痛開始のもう1つの前兆は、破水です。羊膜嚢が破裂し、赤ちゃんのクッション材だった液体が流れ出します。何の予告もなく、突然大量の水が膣から流れ出すのです。これは、収縮に気がつく前にも後にも起こります。

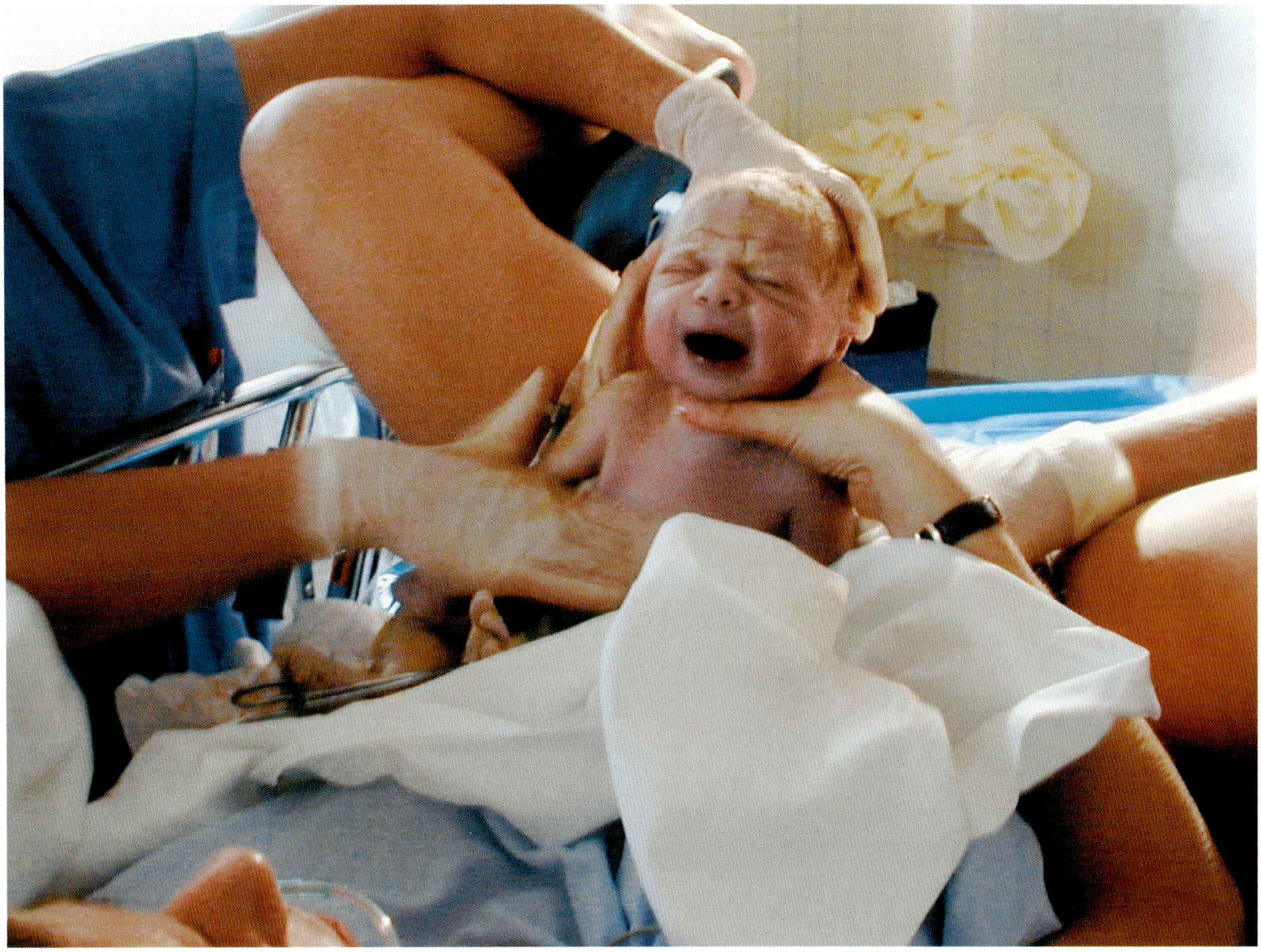

誕生の瞬間
9ヵ月間待ちわびた瞬間がとうとうやってきました。赤ちゃんと初めての対面です。

陣痛中のリフレクソロジー

陣痛が定期的になったら、それが20分間隔程度でも、出産のパートナーに連絡してリフレクソロジーのセッションを始めてもらいましょう。内分泌系—下垂体と甲状腺—の反射区に行うと、出産中のホルモン分泌が促されます。脊柱の反射区全体に行うと、骨盤の神経と筋肉が刺激されて、調子が整います。子宮の反射区に行うと、陣痛が促されます。これらの反射区に、片足10分ずつ毎時間行うことを目標にしましょう。パートナーに、ラベンダーオイルで、背中のくぼみにマッサージをするよう頼んでも良いでしょう。横向きに寝ると、マッサージがしやすくなります。

リフレクソロジーのセッションの合間は、出来る限り体を動かし、部屋の中を歩くと大変効果的です。直立すると、収縮によって赤ちゃんが骨盤腔を降りるのを助けられます。陣痛中にリフレクソロジーのトリートメントを受けた女性は、出産後も体のバランスをより簡単に取り戻せるため、回復が早いようです。

陣痛に対処する

陣痛の回数が増えて、より強く、より長くなったら、病院(病院で出産予定であれば)に行く時間です。自宅出産の場合は、すべての準備を整え、出産パートナーと助産師の全員に来てもらいましょう。

陣痛は、初産の場合は特に、24時間以上続くこともあり得ます。しかし2回目以降は、大幅に短くなります。子宮の収縮が痛むことは否定できません。子宮の縦と横の大きな筋肉が、赤ちゃんを外の世界に押し出すのに、大きな役割を果たします。しかし、それは前向きな痛みなのです。陣痛のたびに赤ちゃんが近づいていることを忘れないでください。出来る限り深呼吸の練習をして、陣痛の間は痛みと対決するのではなく、呼吸を続けることに注意を払いましょう。

痛みをやわらげる

あなたは妊娠中、陣痛中に使用できる数多くの安全で効果の高い鎮痛薬について、担当医や助産師と話し合い、何を選択するかを決定することでしょう。候補となるのは、笑気ガスの吸入、鎮痛薬の注射などです。脊椎麻酔または硬膜外麻酔で、腰より下の感覚を麻痺させて、陣痛をほぼ無痛にすることを選択する人もいます。しかし私は、脊椎麻酔を使わずに痛みに対処できるほうが、母親と赤ちゃんにとって好ましいと思います。

TENS(経皮電気的神経刺激《けいひでんきてきしんけいしげき》)の装置は、陣痛に自然な形で対処するのに役立ちます。この装置は、電気エネルギーのパルスを皮膚に伝えます。パルスは脳に痛みの信号が伝わるのを阻止し、体に備わっている鎮痛薬であるエンドルフィンの放出を促します。装置は買うことも借りることもできます。陣痛の間に使う場合は、事前に自宅で練習して、使い方を把握しておくと良いでしょう。

リフレクソロジーも、とても効果的に陣痛の痛みをやわらげることができます。ただし、出産時のトリートメントの経験があり、訓練を受けたリフレクソロジストに頼むのが最善です。またリフレクソロジーを行うことやセラピストが出産に立ち会うことについて、事前に担当医の了承を得る必要があります。

子宮口が完全に開くと、赤ちゃんを押し出す準備が整います。指示に従って陣痛に合わせていきんでいると、赤ちゃんの頭が少しずつ出てきます。母親学級な

あなたの赤ちゃん

赤ちゃんのことを少しずつ理解していくときほど、心が満たされる時間はありません。赤ちゃんはたった1つの細胞から40週間かけて成長した、小さくて素晴らしい存在です。

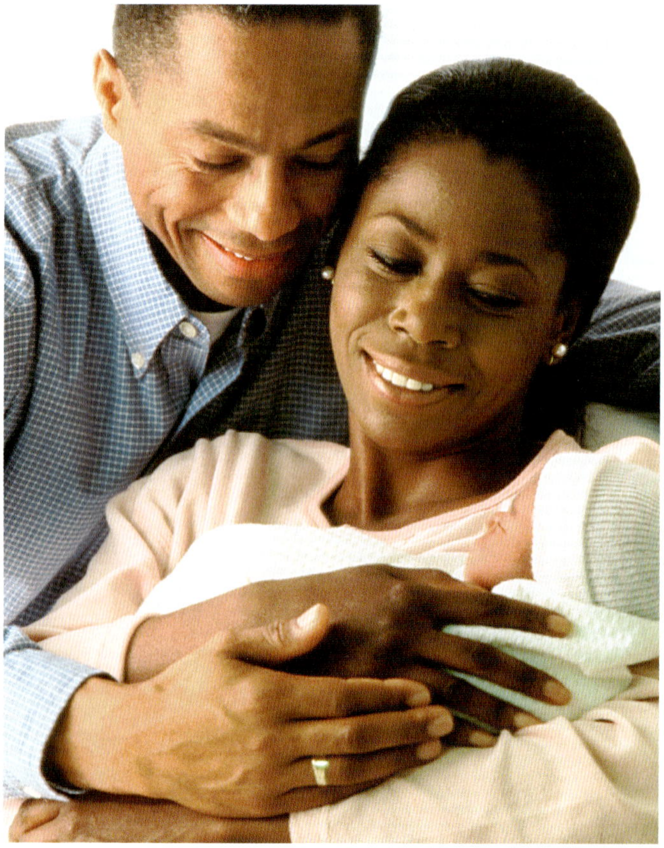

どで教えられた呼吸法を続けましょう。それは本当に役立ちます。赤ちゃんが産道を降りるのを、重力で助けるためにも、体勢は直立に近いほど良いでしょう。上向きに寝ていると、押し出すのがとても難しくなります。頭さえ現れたら、あっという間に全身が出てくるのが普通です。

赤ちゃんの気道を確保し、自発呼吸していることを確認すると、助産師は赤ちゃんをあなたのお腹の上に置いてくれます。赤ちゃんは外の世界での人生をスタートさせたのです。

授乳

出産直後の数日間に、ホルモンレベルのバランスを整えて母乳の生成を促すリフレクソロジーを行うと、授乳の安定に役立ちます。以下に、快適な授乳に役立つその他のヒントをご紹介します。

- 授乳中は、オイルで皮膚をなめらかにし、栄養を与えてください。乳首に亀裂が入って痛くなったら、ビタミンEオイルのカプセルを割ってすりこむか、鎮静効果のあるラノリンクリームをぬってください。
- 授乳後はオイルかクリームを塗ってください。特に夜に最後の授乳をした後は、皮膚が自力で回復できる時間が得られますので、必ず行ってください。
- 乳腺炎になったら、痛む部分を温かい湯と冷たい水に交互に浸しましょう。胸に直接貼るヒマシ油のパックは、昔ながらの効果的な乳腺炎の対処法です。大さじ2〜3杯のヒマシ油を温め、コットンに浸して胸にあてます。使い古しのブラジャーをしてコットンが動かないようにします。

乳房と授乳

妊娠中、乳房は大きくなり、血管が浮き出てきます。乳房が重くなり、痛みや詰まった感じがすることもあります。妊娠期間が終わりに近づいたら、マッサージオイルでやさしく胸部をマッサージしてください。胸から脇の下のくぼみまで、やさしく円を描くように行います。これによってリンパ節の鬱血を防ぎ、乳腺炎になる可能性を低くできます。

妊娠中は、専用のブラジャーを着用して、胸に必要なサポートを与えることが大切です。胸を適度にしっかり支えると、筋肉や胸郭上部の皮膚が拡張し過ぎるのを防ぎ、胸の元の形を維持するのに役立ちます。筋肉組織が元来の弾力性をいったん失うと、元の形を取り戻すのは事実上不可能となります。

母乳は赤ちゃんにとって最高の食事ですから、あなたはできたら母乳をあげたいと思うでしょう。授乳を好む人もいれば、授乳に不安を持ち、うまくいかない人もいます。しかし我慢強く挑戦してください。いったんうまく授乳できるようになれば、授乳は簡単でとても便利です。

陣痛中のトリートメント

妊娠中にリフレクソロジーを受けた人は、陣痛中もトリートメントを受けたいと思うことでしょう。自宅出産の場合は、リフレクソロジストに立会いを頼むことは簡単です。病院で出産する場合でも、難しいことではありません。このような手配をこころよく受け入れる病院は増えています。ただし、出産前に担当医らとこの件を話し合っておくべきでしょう。パートナーからリフレクソロジーを受けていた人は、陣痛中も引き続き頼むことができるでしょう。片足10分、1時間おきに行ってください。

トリートメントを行う反射区

陣痛が始まったら、以下にトリートメントを行ってください。

- 下垂体
- 子宮
- 尾骨
- 臀部と骨盤
- 脊柱（上向き）
- 脊柱（下向き）
- 脊柱（中枢神経と脊柱）

セルフヘルプ

子宮口が開きはじめる陣痛の初期の大半は、自宅で過ごすことが多いでしょう。その時に痛みに対処するために以下を行ってみてください。

- パートナーに腰のくぼみをマッサージするよう頼んでみましょう。温かい湯の入ったビンをタオルにくるんで腰にあてると効果的です。
- 体力を蓄えるため、少量ずつ飲んだり食べたりしましょう。水と、トースト、米、パスタ、バナナなどの炭水化物を少し食べると良いでしょう。
- これからに備えて、できるだけ体を休めてエネルギーを蓄えましょう。

おすすめの対処法

ビジュアリゼーション—赤ちゃんが下りてくると、子宮口が花のように開いて、赤ちゃんが通り抜けやすくなるのをイメージしてください。心が落ち着く場所や色を思い浮かべて、痛みでなくその場所や色に集中しましょう。

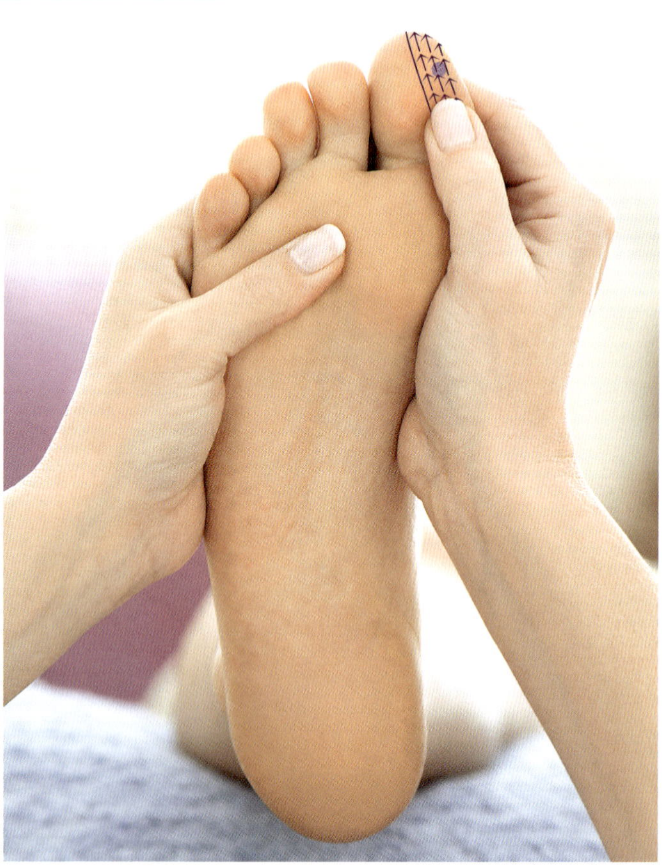

下垂体
右足を左手で持ちます。右手の親指を、親指のつけ根から上に向かってクリーピングします。手をかえて左足に行います。

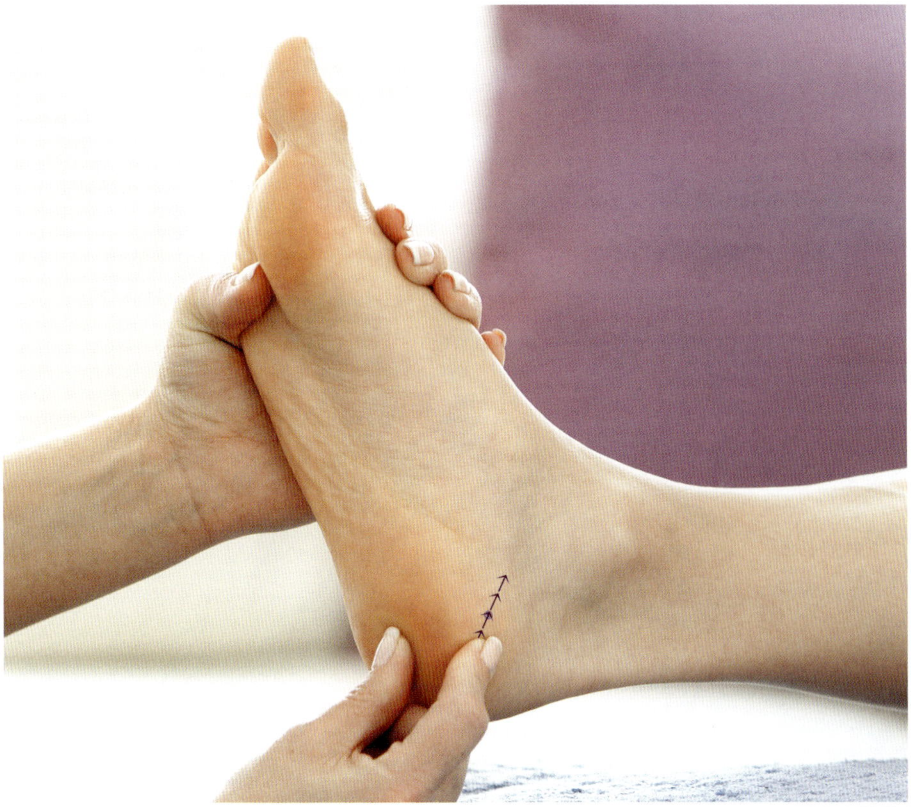

子宮

右足を左手で持ちます。子宮の反射点は、足の内側のかかととくるぶしの間にあります。右手の人差し指でかかとの先端からくるぶしまでクリーピングします。手をかえて左足に行います。

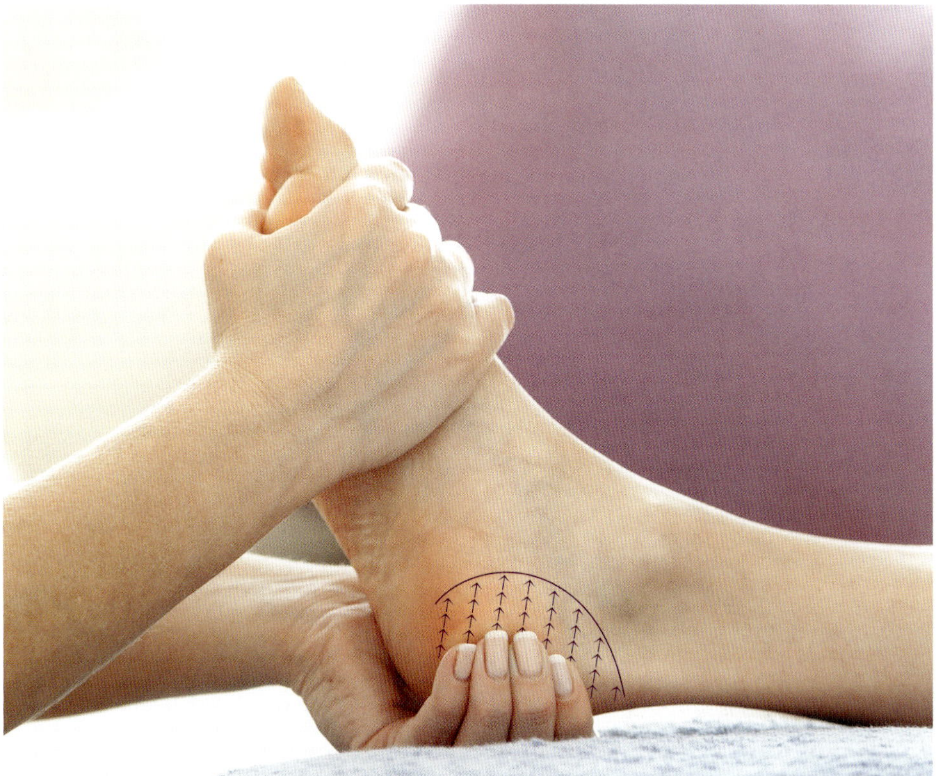

尾骨

右足の甲を右手で持ちます。かかとの内側を、左手の4本の指で上に向かってクリーピングします。手をかえて左足に行います。

臀部と骨盤
右足の甲を左手で持ちます。かかとの外側を、右手の4本の指で上に向かってクリーピングします。手をかえて左足に行います。

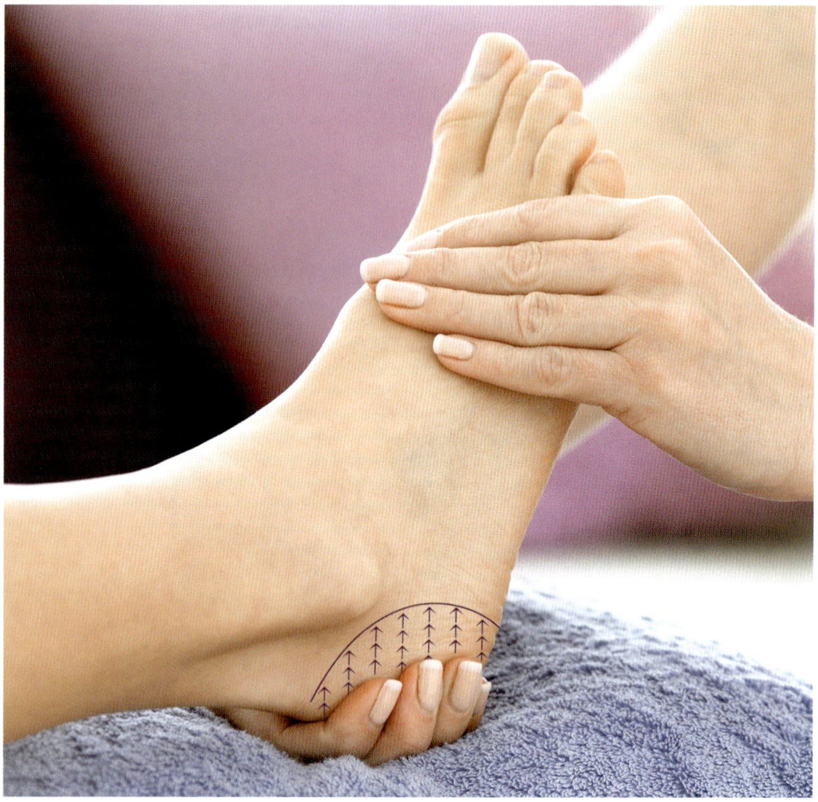

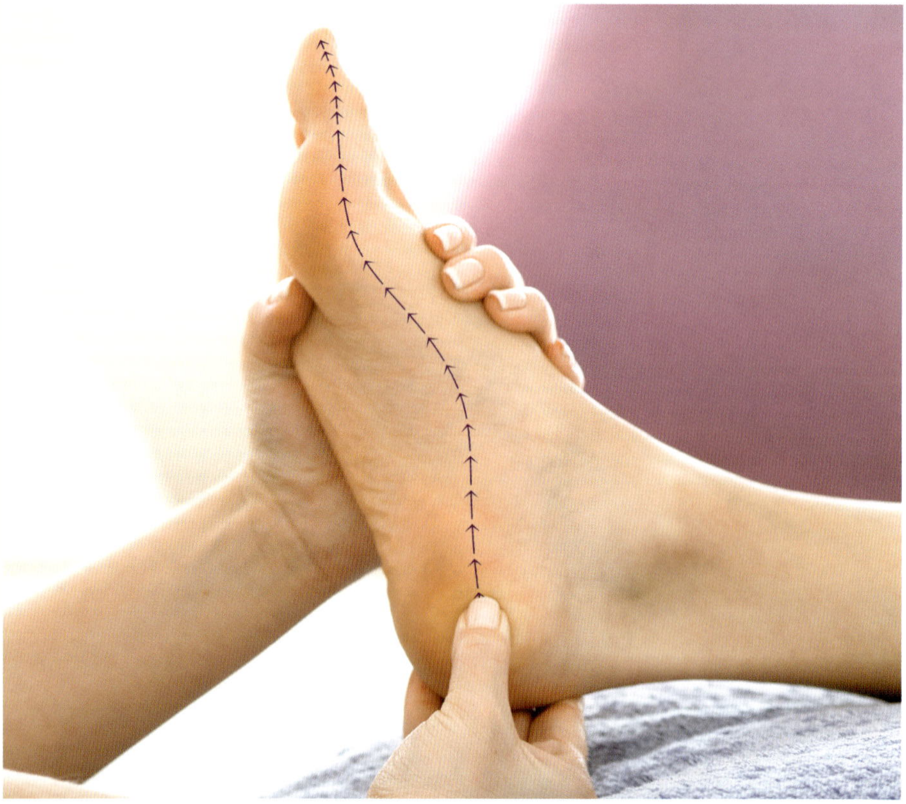

脊柱（上向き）
右足を左手で持ちます。足の内側の縁を親指の先に向かって、右手の親指でクリーピングします（写真左）。手をかえて左足に行います。

脊柱（下向き）

右手の指の背で、右足の底を支えます。左手の親指で、足の内側の縁を下向きにクリーピングします（写真右）。それに合わせて足を支える右手を下にずらします。手をかえて左足に行います。

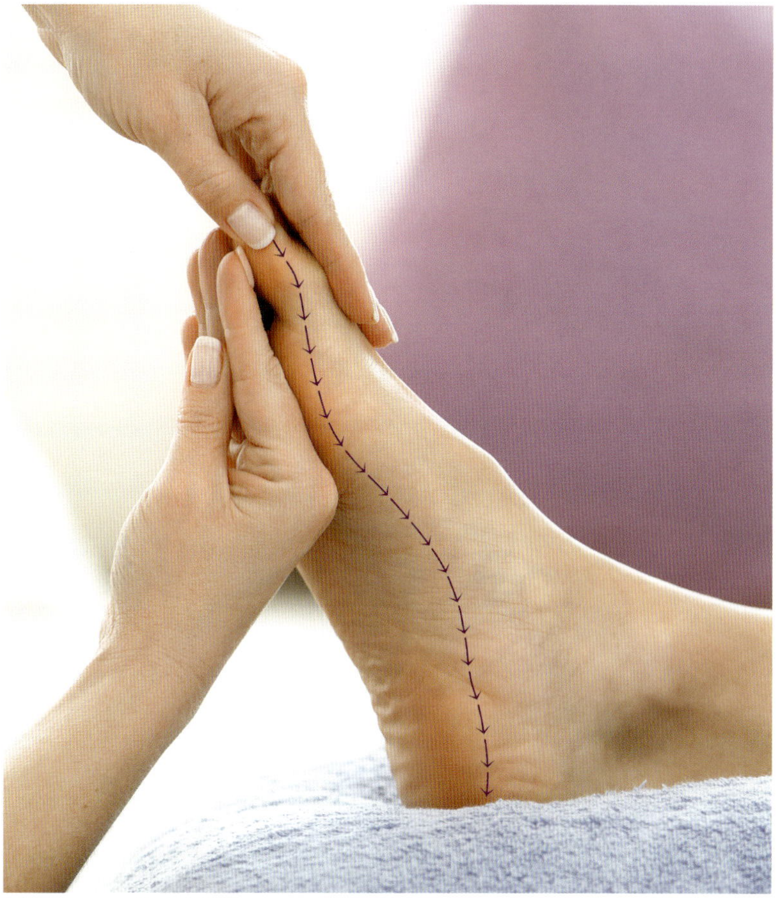

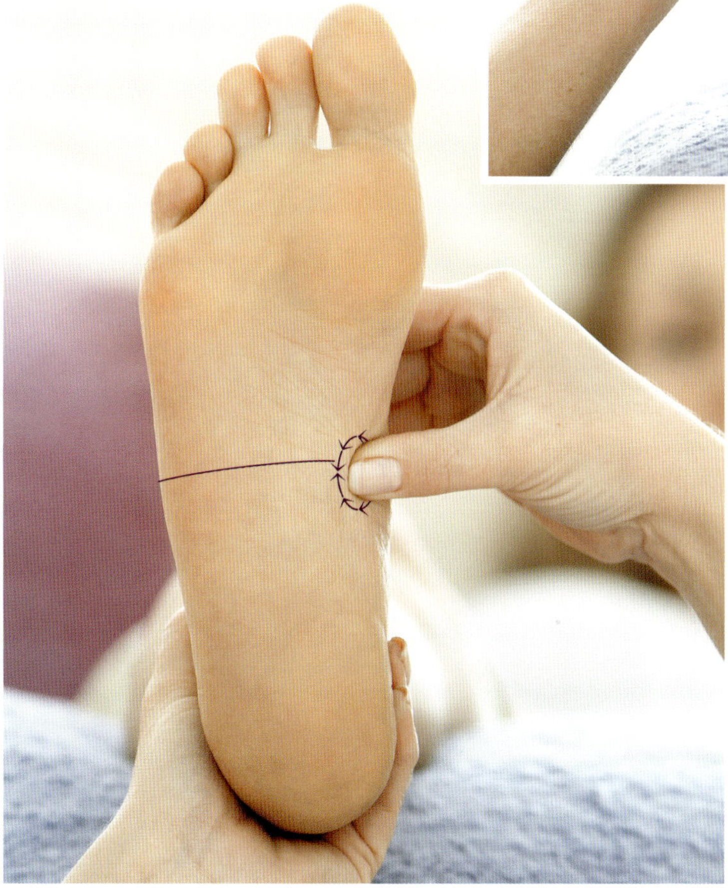

脊柱を刺激する反射点

足の内側のとても小さなこの反射点は、中枢神経系全体と脊柱に働きかけます。右足を左手で持ちます。反射点を右手の親指でローテーティングしながら脊柱に向かって押し下げ、5秒数えます。停止し、くり返します。手をかえて左足に行います。

産後うつ病

妊娠期間を終え、出産という経験を乗り越え、かけがえのない赤ちゃんを両腕に抱いたとき、素晴らしい感動的な気持ちになります。手足の指1つ1つ、小さな耳、完璧な鼻と口、すべすべでやわらかい肌のすみずみを、感嘆しながら眺めることでしょう。

赤ちゃんが生まれたら、世界で誰より幸せを感じるだろうと期待し、実際にそうなる母親もいます。でもそれ以外の母親は、特に初産の場合は、緊張と不安に襲われます。多くの女性は、赤ちゃんが生まれたことがどんなに嬉しくても、出産後数日たつとベイビーブルーと呼ばれる軽い産後うつ病になります。何でもないことで涙が出たり、イライラしたり、落ち込んだりします。そのほとんどの原因は、出産後に急激にホルモンが変化することにあります。

また、この小さな人が、自分がいなくては絶対に生きられないという意識に、まずは押しつぶされそうになります。その意識にがんじがらめになり、赤ちゃんの絶えることのない要求を満たすことができないと感じます。

疲労もまた、憂鬱や不安を大きくすることがあります。40年前は、完全に正常な出産を終えた後でも、10日間入院するのが当然でした。合併症が発生すれば、さらに入院期間は延長されました。赤ちゃんは、昼間は母親の脇にあるコットに寝かされますが、最初の5日間は午後10時以降は部屋から出て、育児室でミルクを与えられ、眠りました。そのおかげで母親は睡眠不足を取り戻し、出産という激務の後に体力を回復することができました。

現在、母親は午前中に出産すると、その夜か翌日には退院します(訳注:イギリスでは特に問題がなければ出産後まもなく退院します)。赤ちゃんからの要求から逃れて、休息と静けさを楽しむ時間はありません。

自分のケアをする

食欲がなくても、必ず数時間おきに何かを食べるようにしましょう。血糖値のバランスを保つことは、この困難な時期を乗り越え、母乳を与え続けるために、必要不可欠です。セントジョーンズワートなどのハーブは、うつに有効なハーブ薬ですが、母親が口にしたものはすべて、母乳を通じて赤ちゃんに運ばれてしまうため、ハーブ薬であっても服用を避けるべきだという医師もいます。必ず医師のアドバイスに従ってください。

頑張りすぎず、何でも自分でしなくてはならないと考えるのをやめましょう。家事の手伝いを頼み、休息時間をとりましょう。友人か親戚なら1〜2時間赤ちゃんの面倒をみてくれるかもしれません。散歩したり、お風呂でリラックスしたりして、時には気晴らしをしてみましょう。

コリック(仙痛)をやわらげる

新米ママの不安や憂鬱の原因の1つは、夜間のコリック(夜泣き)です。赤ちゃんは泣いて泣いて、とても苦しそうにしますが、母親は何もしてあげられない気がします。母乳をあげている場合は、カモミール、シナモン、カルダモン、あるいはフェンネルを煎じた液を飲んで母乳の出をよくすると、コリックを鎮めるのに役立ちます。またいずれのハーブも消化によく、その少量が母乳を通じて赤ちゃんに与えられ、コリックを鎮めるのを助けます。

また、赤ちゃんが眠った後の夜1時間程度、あなたとパートナーが2人きりで過ごせる時間をとる努力をしてください。

リフレクソロジーの効果

この時期にリフレクソロジーを行うと、リラックスし、ホルモンバランスが整い、身体器官にエネルギーが与えられ、非常に役立ちます。また膣や直腸部の不快感が減り、胸の充血が軽くなり、母乳の出がよくなります。特に夫、パートナー、友人に、リラックスをもたらすリフレクソロジーのトリートメントをしてもらえたら、すぐに効果を実感できるでしょう。

赤ちゃんとのきずな
生まれたばかりの赤ちゃんのことを少しずつ理解するのは胸が躍るようなことですが、生後数週間は多くの母親が何らかの困難を感じます。

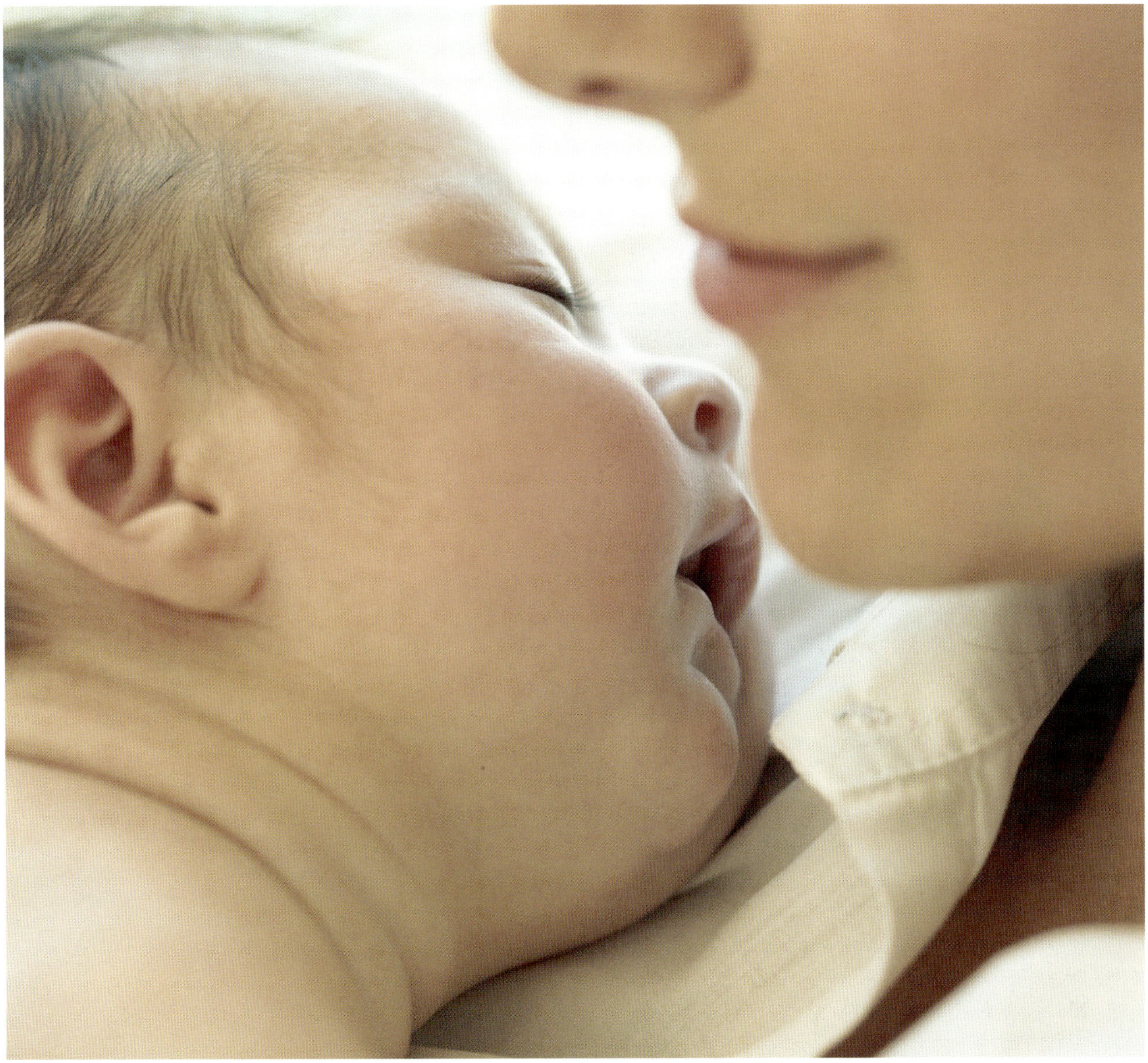

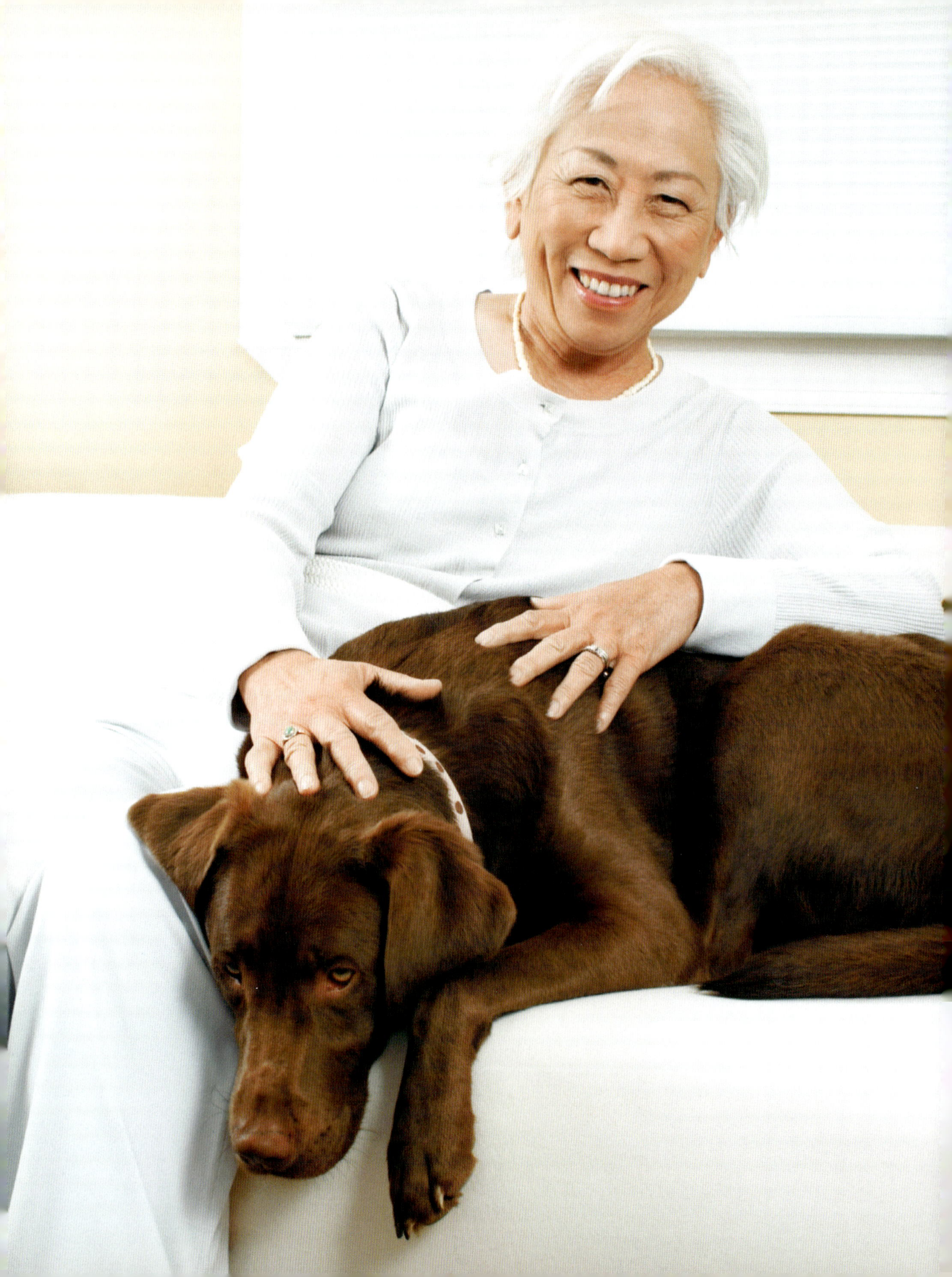

年を重ねた人のリフレクソロジー

人の体には、自己治癒と再生の大きなパワーが備わっています。そして体は健康な状態をめざして、有害なウィルスやバクテリアと毎日たえず戦い、問題があれば何らかの症状を起こして、私たちに信号を送っています。

体がこれほど誠実に働いてくれなかったら、関節や骨は20歳までにもろくなり、動脈は35歳までに脂肪性沈着物で詰まってしまい、脳は45歳には知識を蓄えられなくなるでしょう。私たちは毎日の生活の中で崩壊と再生をくり返しているからこそ、より長く健康に生きることができます。また現在、多くの国の人々は、より良い生活環境を得て、以前より長く生きられるようになりました。

しかし先進国でさえ栄養失調が珍しくなく、多くの年配者が、修復した体の維持に必要な、ビタミンやミネラルが不足した食事をしています。車の寿命を長くするために定期的な整備を怠らないのと同じように、自分の体のケアをして、健康状態を細かくチェックする必要があります。リフレクソロジーは、さまざまな不調に有効ですが、最善の結果を得るためには、病気になったときだけでなく、健康な状態を維持するために総合的なトリートメントを受けるべきでしょう。

自然閉経

月経周期が十代で始まるのと同じように、閉経は自然な現象で、出産可能な時期が終わったことを意味します。閉経は病気ではなく、この時期に投薬などの医学的介入を行う必要はありません。しかしそうは言っても、多くの女性が程度の差こそあれ、体のほてり、寝汗、うつ、不眠、膣の乾燥、性欲の減退、情緒不安定といった不快な症状に悩まされます。

閉経は、卵巣のエストロゲンの生成が自然に停止することでもあります。しかし副腎も、エストロンというエストロゲンの1つを生成します。副腎は、骨や関節の強度を保ち、髪や肌をしなやかにし、筋肉の調子を整えるのに十分な量のこのホルモンを提供します。

セルフヘルプ

ストレスと悪い食習慣は、副腎系に負担を与えます。以下のように食事とライフスタイルの簡単な改善をしてみましょう。更年期症状が軽くなり、気分が良くなります。

- 積極的に活動し、ウォーキング、水泳、ジムでの軽いワークアウトなど、定期的な運動を欠かさないようにしましょう。
- 砂糖と精製小麦を含む製品の摂取を減らしましょう。
- 紅茶やコーヒーを飲みすぎないようにしましょう。紅茶やコーヒーは体から大切な栄養素を消耗させます。1日1〜2杯にとどめましょう。
- 玄米、全粒粉のパン、オーツ麦、全粒粉のパスタなど、全粒穀物をたっぷり食べましょう。
- 必須脂肪酸の摂取を増やしましょう。特に亜麻仁、カボチャの種、脂肪の多い魚、オリーブオイル、豆腐、青野菜など、オメガ3脂肪酸の豊富な食品を食べましょう。
- 乳製品の摂取を減らしましょう。ライスミルクとアーモンドミルクは、いずれも優れた牛乳の代替品で、シリアルにも料理にも使用できます。
- 膣の乾燥で悩んでいる場合は、ビタミンEカプセルのオイルを膣にすりこみましょう。ビタミンEのサプリメントを毎日飲むのも良いでしょう。
- ビタミンCは免疫系に有効なことが知られていますが、抗炎症作用もあります。またコラーゲンの生成を助けます。コラーゲンはタンパク質の1つで、器官と器官の緩衝材になります。

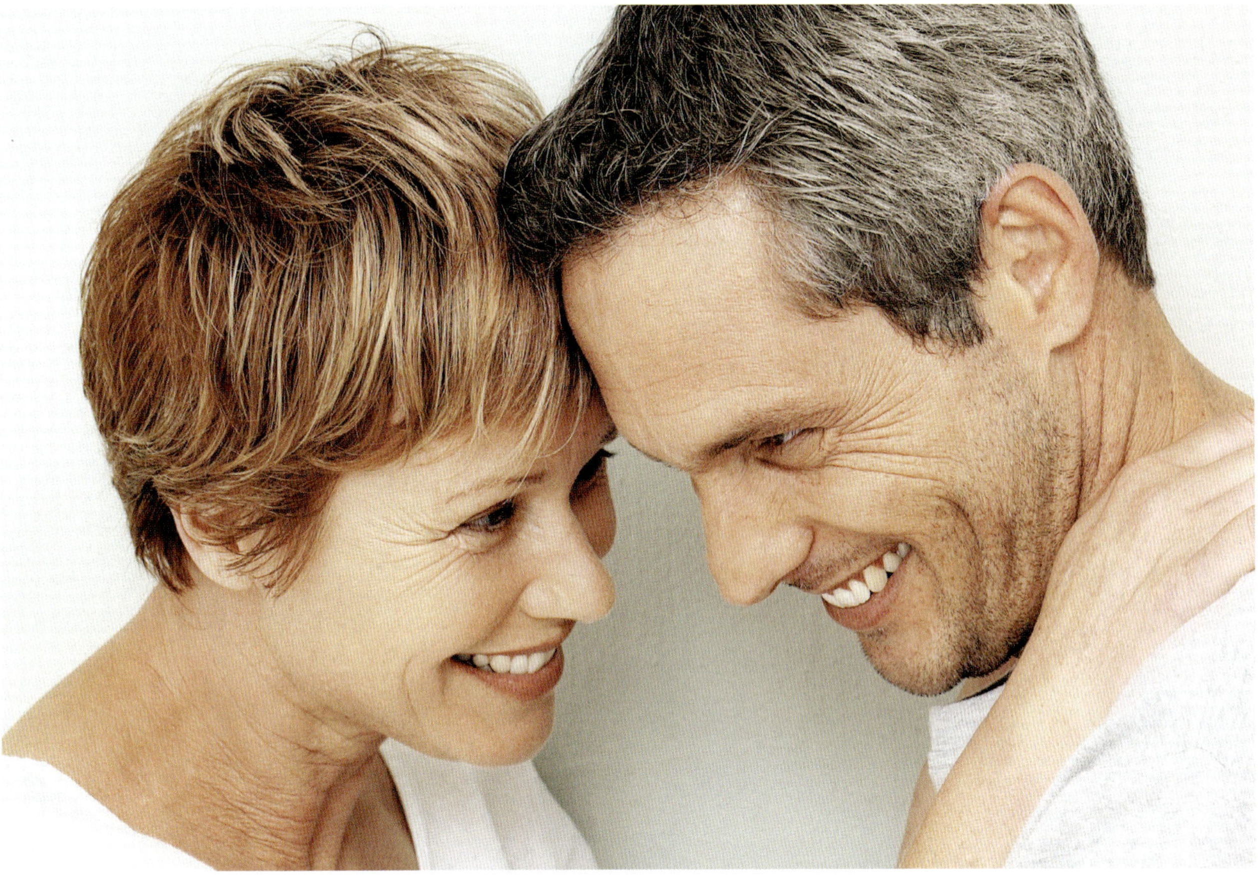

したがって、女性の副腎機能が高いほど、閉経は楽になります。

ナチュラルな対処法

医師に更年期の症状を訴えると、ホルモン代替療法をすすめられるでしょう。この治療法は症状をやわらげますが副作用は免れません。副作用には、乳房と子宮のガンのリスク増大、体重増加、膨満感、うつ、血圧の上昇などがあげられます。欠点より利点が重要と判断する人もいるかもしれません。しかしホルモン代替療法を始める前に、食事やライフスタイルを変えて、閉経に対するナチュラルな対処法を目指してみることにも、十分な価値があります。リフレクソロジーは、更年期のストレスや緊張を軽くし、ホルモン系や副腎に働きかけて、つらい症状の多くを軽減することができます。副腎の反射区がとても敏感になっていたら、副腎を長いあいだ酷使し過ぎていたと考えられます。

気分を高める

うつは生活や人間関係を台無しにすることがあります。更年期のうつに悩んだら、セントジョーンズワートを試してみてください。このハーブ薬は、抗うつ剤の効果があり、更年期の女性に時々処方されます。

更年期障害

深いリラックス効果のあるリフレクソロジーは、更年期に多いストレスや緊張を軽減するのに非常に役立ちます。また大半の女性が、内分泌系（下垂体と甲状腺）へのトリートメントが、最もつらい症状の1つである「ほてり」の抑制にも有効だと感じています。脊柱の反射区に働きかけて、神経と血液の全身への供給を促すこともおすすめします。その他の対処法はハーブ療法です。セージはほてりを軽減し、ブラックコホシュはホルモン系のバランスを整えます。これらのハーブの錠剤が、健康食品店や一部の薬局で手に入ります。

トリートメントを行う反射区

- 下垂体
- 甲状腺（足の甲と底）
- 子宮
- 卵巣
- 脊柱
- 肝臓

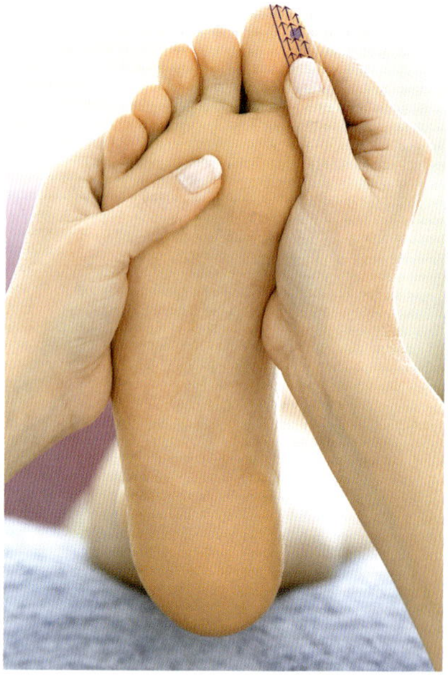

下垂体
右足を左手で持ちます。右手の親指で、親指のつけ根に圧を加え、上に向かって何度かクリーピングします。手をかえて左足に行います。

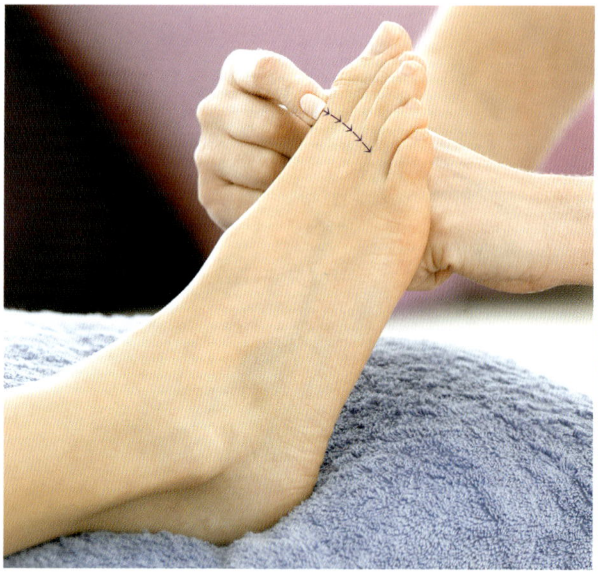

甲状腺（足の甲）
右足を左手のこぶしで支えます。親指から中指までの指のつけ根に沿って、右手の人差し指でクリーピングします。手をかえて左足に行います。

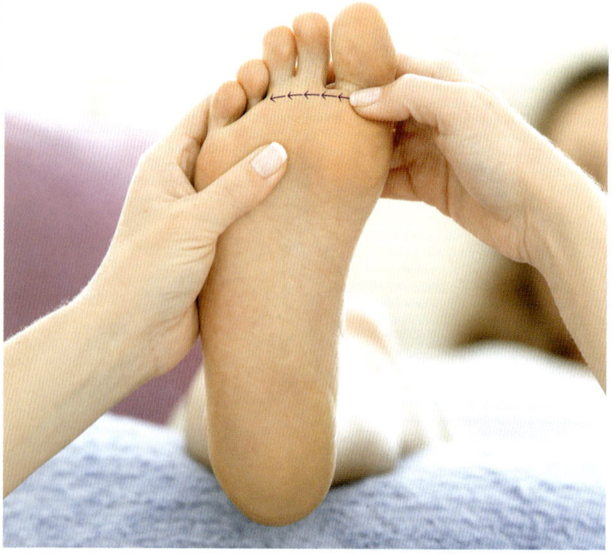

甲状腺（足の底）
右足を左手で持ちます。親指から中指までの指のつけ根に沿って、右手の親指でクリーピングします。これを3回くり返します。手をかえて左足に行います。

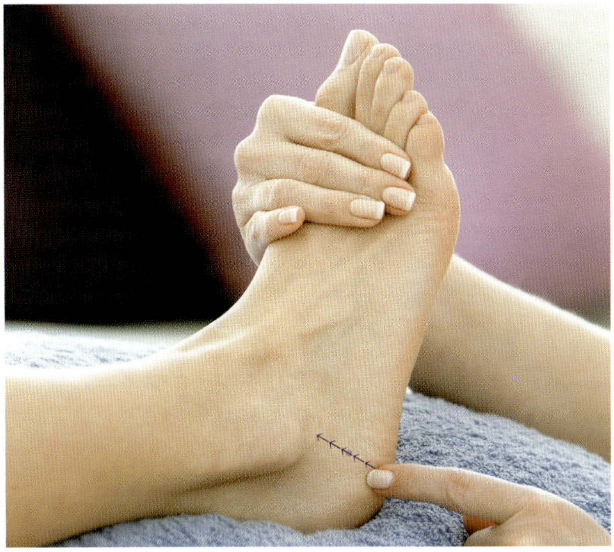

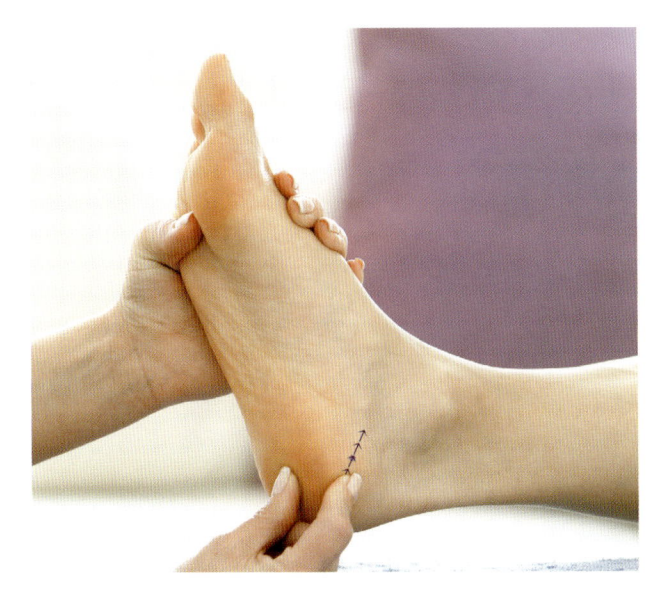

子宮

右足を左手で持ちます。子宮の反射点は、足の内側のかかとくるぶしの間にあります。右手の人差し指でかかとの先端からくるぶしまでクリーピングします。手をかえて左足に行います。

卵巣

右足を右手で持ちます。卵巣の反射点は、足の外側のかかとくるぶしの間にあります。左手の人差し指をかかとの先端からくるぶしまでクリーピングします。手をかえて左足に行います。

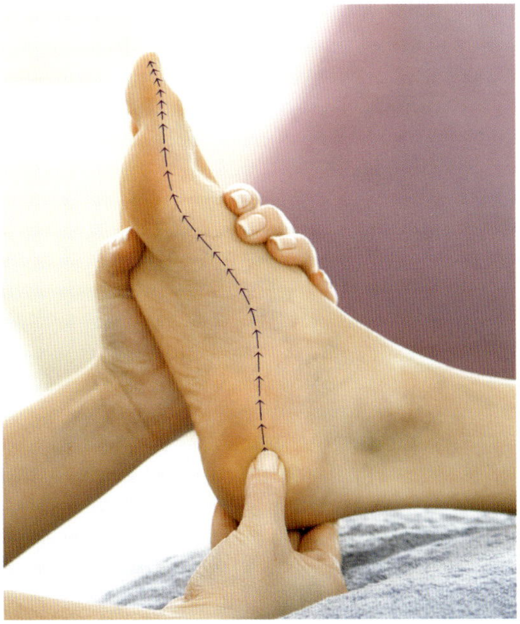

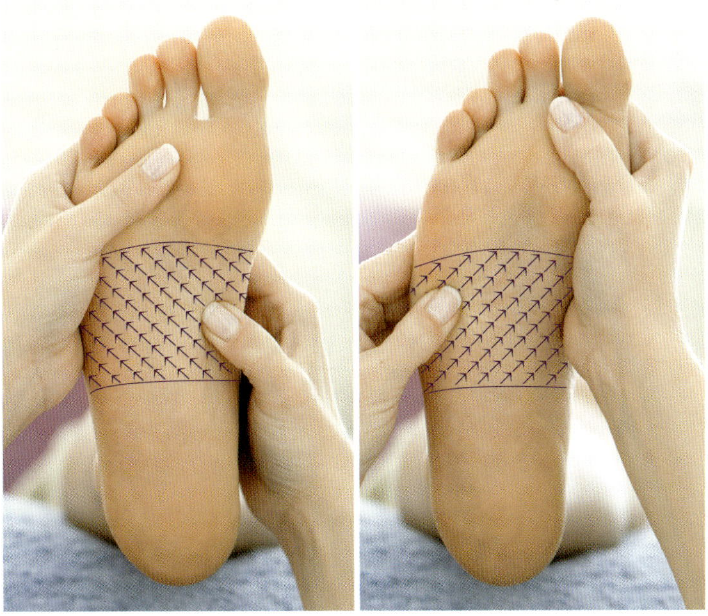

脊柱

右足を左手で持ちます。足の内側の縁を親指の先に向かって、右手の親指でクリーピングします。手をかえて左足に行います。

肝臓

肝臓の反射区は右足にしかありません。右足を左手で持ち、右手の親指で反射区にクリーピングします。足の内側から外側まで行います。手をかえて、逆方向にクリーピングします。

背部と骨の症状

年齢を重ねるにつれて、そしておそらく活動的でなくなるにつれて、筋肉の緊張が衰えます。それが腰、臀部、肩、膝の痛みの原因となります。骨や関節をできるかぎり柔軟にする方法は、動き続けること、それだけです。

私たちはかつてのように、家の中で動き回らなくなっています。石炭の火をおこしたり、暖炉を掃除したり、床を磨いたり、物干しにかけた絨毯を叩いたりする必要はなくなりました。しかしこのような仕事は、腕、肩、胸の良い運動で、リンパ液が上半身をめぐるのを促していました。洋服の洗濯は洗濯機がやってくれるようになり、テレビさえリモコンで操作できるため、チャンネルを変えるのに席からたつ必要がなくなりました。多くの人がコンピューターの前に何時間も座ってネットショッピングをし、ドアの前まで商品を届けてもらうため、スーパーに行く必要もなくなりました。体は以前より弱くなり、背中や腰の痛みはより一般的になりました。毎日の短い散歩、近所のプールでの水泳、ジムでの軽いワークアウト、その程度の運動でもとても大切です。運動を続ければ、筋肉は強さを維持し、ひいては痛みを予防するのに役立ちます。

骨粗しょう症

骨粗しょう症は、大抵は45～50才以上の女性(男性の場合もあります)に発症します。白人女性の場合、骨粗しょう症は、心臓発作、卒中、糖尿病、リュウマチ性関節炎、乳ガンよりも一般的です。

健康的な骨は密度が高く、カルシウムその他のミネラルをたっぷりと含んでいます。骨粗しょう症の骨は、ミネラルが不足しているため、もろくて穴がたくさんあいています。とても簡単に折れてしまうほどもろくなっている場合もあります。どの骨にも発症する可能性がありますが、通常は脊柱や臀部の骨、肋骨の骨量の減少が最もひどくなります。骨粗しょう症そのものは、背痛を引き起こしませんが、脊椎が弱くなって通常の圧力に耐えられなくなると、痛みが発生します。もろくなった骨が、脊柱、首、臀部、肩をはじめとする全身のさまざまな部分の、痛みや骨折の原因となります。この症状に悩む人の多くは、転んで骨折をするなどしてX線をとり、全身の多くの部分で骨量が大幅に減少していることが明らかになるまで、症状の深刻さに気がつきません。

エストロゲンのレベルの低下が骨量の減少を引き起こすことに、疑問の余地はありません。女性が更年期にさしかかると、エストロゲンの減少が体の他の分泌腺からのホルモンの分泌量に変化を与えます。

それによって、骨を破壊する細胞が、新しい骨を作り出す細胞よりはるかに活動的になります。

骨粗しょう症は通常、自然閉経から10〜20年後、卵巣を摘出した女性の場合は4〜11年後に発症します。閉経が早い女性ほど、骨粗しょう症になりやすく、平均的に喫煙者は非喫煙者より発症が5年早いと言われています。また喫煙者の骨量の減少は50%早くなります。カフェインはカルシウムの吸収を阻害するため、コーヒーの飲みすぎも骨量の減少を高めます。

その他の骨粗しょう症の原因

その他に、副腎、甲状腺、副甲状腺の機能不全、ビタミンDの欠乏、利尿薬やコルチゾンの過剰使用も、骨粗しょう症の原因になります。利尿薬は、血流からカリウムをはじめとする大切なミネラルを排出する原因となります。またステロイドまたはコルチゾンをベースにした薬剤は、骨のカルシウムを消耗します。アルコールのとりすぎも、骨量低下のリスクを高めます。塩分のとりすぎは、体からカルシウムを浸出させてしまいます。

骨粗しょう症の兆候

骨粗しょう症の簡単な指標は、骨量減少にともなう身長の低下です。歯周病で歯が抜けるのも、遠い将来に骨粗しょう症で脊柱が損傷を受けることを警告する兆候です。歯肉炎の原因が歯垢であることはよく知られていますが、歯肉炎が骨の老化によって発生することはあまり知られていません。動物の場合、カルシウムを与えないと、あごが最初に骨粗しょう症になります。すると歯がゆるんで歯肉に刺激を与え、炎症を引き起こします。60〜70歳の白人女性が歯を失うことと、体の他の部分の骨密度が低下することは、大いに関係があります。

骨軟化症

骨軟化症になると骨が弱くなりますが、通常は柔らくなるだけで、骨粗しょう症のように骨が薄くなったりもろくなったりはしません。骨軟化症の主な原因は、質の悪い食生活か日光不足、あるいはその両方によって起こるビタミンDの欠乏です。ビタミンDが欠乏すると、骨の組織の脱石灰化が少しずつ進み、骨の痛みを起こします。よく痛くなるのは腕や脚の長骨や脊柱です。患者は、ビタミンDのサプリメントを飲まなくてはなりません。

運動

運動は必要不可欠ですが、バランスを持って行う必要があります。過剰な運動は薄い骨に圧力を加えることになります。ウォーキングは簡単な良い運動の1つです。1日30分程度のウォーキングとたっぷりのストレッチを組み合わせて行うことをおすすめします。また骨は、重力に抵抗すると成長します。そのため活動的な人であれば、スキップがとても良い運動方法です。

リウマチ

リウマチは、筋肉や関節が痛む病気を総称します。リウマチは痛くなったり治ったりするもので、長期的で深刻な障害を起こすことはほとんどありません。

リウマチ（rheumatism）という言葉は、ギリシャ語で流れを意味するrheumaに由来します。関節内の水のような分泌物がしばしば関節や筋肉の炎症を起こすと考えられていました。天候が変化したり、気温が下がって湿度が高くなると、リウマチ痛を起こす人もいます。

関節炎

関節炎は、リウマチと異なる症状です。関節炎（arthritis）は、ギリシャ語で関節を意味するarthronと、炎症を意味するitisに由来します。つまり、関節炎とは、炎症をおこした関節という意味です。もっとも一般的な症状である骨関節炎になると、健康的な関節では通常滑らかな軟骨が、粗く、はがれやすい状態になります。すると関節から弾力が失われ、簡単に負担がかかって損傷を受け、痛みやこりを起こします。45歳以上になると、骨関節炎は女性の方が男性より10倍も多くなります。臀部、膝、脊柱などの体重を支える関節は最も影響を受けやすいため、体重を増やしすぎてさらに関節に負担をかけないようにすることが大切です。

緑の野菜を食べましょう
関節炎に悩む人は、重要なビタミンとミネラルを含み体重を増やさない、バランスのとれた食事が必要です。新鮮で栄養価の高い野菜をたっぷりとりましょう。

関節炎の原因

研究者はいまだに関節炎の第一原因が何かを説明できません。一種の感染症だという説もありますが、病原体は特定されていません。ストレスは、直接的に関節炎を引き起こすわけではありませんが、大きな役割を果たしていると考えられています。ストレスは全体的な体の抵抗力を低下させるからです。非常にストレスの多い出来事の後に関節炎と診断される人は少なくありません。過剰なストレスや負担と、低温と高湿度に定期的にさらされることは同様に、骨と関節の部分的な弱体化を引き起こします。

関節炎の第一原因はミネラルとビタミンの欠乏にある、と考える科学者もいます。

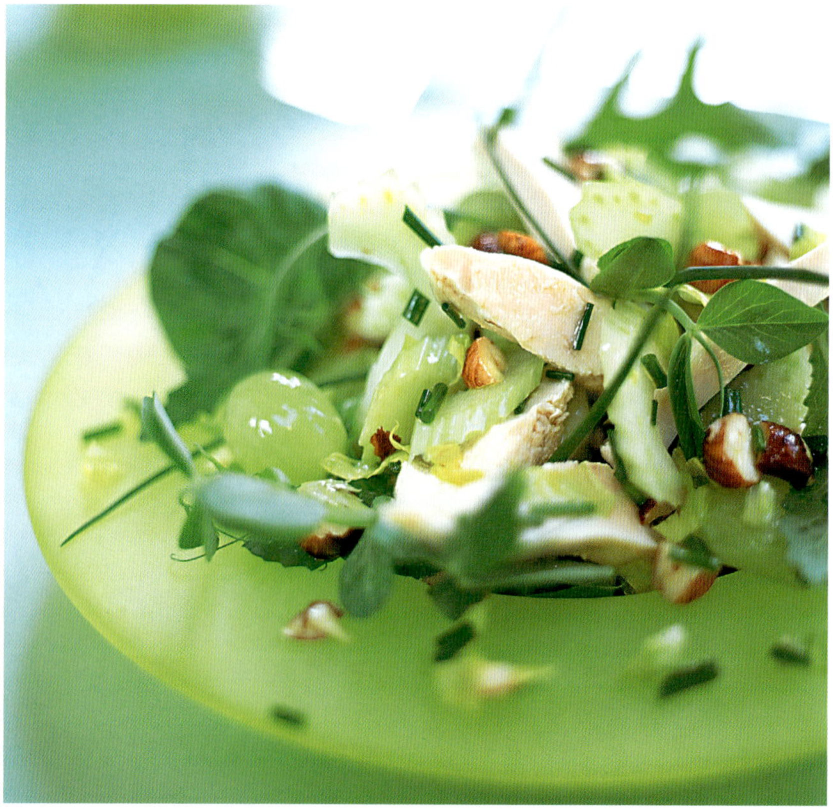

関節炎の痛みを軽減するために、フィーバーフュー（ナツシロギク）、ウコン、朝鮮人参、デビルズクロウなど、抗炎症作用のあるハーブを試してみるとよいでしょう。食事の糖分を減らすのも有効です。ケーキ、ビスケット、ペーストリーに隠れている糖分もその対象です。砂糖は血液の酸度を高め、症状を悪化させるからです。また塩分を最小限にとどめ、その代わりにハーブを使って香りを強めてみてください。オメガ3脂肪酸のサプリメントも、炎症を伴う症状にとても有効です。

関節リウマチ

関節や骨の炎症ですが関節炎の中でも全く異なる形態で、その原因は非常に複雑です。30〜50歳で発症することが多く、40歳以上になると男性より女性に多くなります。免疫系は通常、感染症から体を守りますが、関節リウマチでは免疫系が関節、特に関節の内膜を攻撃し、腫れと痛みを引き起こします。通常最初に影響を受けるのは手と足ですが、全身の滑膜関節に広がる可能性があります。

現時点で治療法はありませんが、果物、野菜、全粒穀物を多く含み、肉、砂糖、精製炭水化物、飽和脂肪の少ない健康的な食事が、多くの患者を救っています。赤身の肉とナス科の食物（トマト、ジャガイモ、ナス、ピーマン）を控えると効果があったという人もいます。脂肪の多い魚は炎症を抑えるため有効です。肝油も効果があり、毎朝起きたらすぐ、大さじ1の肝油を大さじ2の牛乳に混ぜて飲むと良いでしょう。

セルフヘルプ

食事に配慮し、必要に応じてビタミンやミネラルを摂って、骨の健康を保ちましょう。

- 35歳以上の女性は、骨量の減少を防ぐため、1日1200㎎以上のカルシウムが必要です。牛乳、乳製品、緑の葉野菜などカルシウムが豊富な食物を食べ、必要に応じてサプリメントをとりましょう。
- 体がカルシウムを吸収するにはビタミンDが必要です。皮膚が日光にさらされると体内でビタミンDが生成されます。いつでも可能なときに、日光を短時間浴びることをおすすめします。
- 生きている骨の約45%は、カルシウム、リン、マグネシウムをはじめとするミネラルです。リンが健康な骨のために果たす役割についてあまり耳にしないのは、私たちは発泡性清涼飲料などの人口食品からリンをとりすぎていて、体内のカルシウムバランスを崩している可能性があるからです。毎日の食事にリンをとりいれる適切な方法は、全粒穀物、さまざまな種類の豆、緑の葉野菜を食べることです。
- 必ず毎日100㎎以上のビタミンCをとりましょう。柑橘類やブロッコリーなどの食物から摂取するのが望ましいでしょう。ビタミンCは、軟骨の形成を助けます。軟骨は、体内で生成される高密度な結合組織で、骨の表面、特に磨耗や損傷が最も起こりやすい関節を守っています。

骨の症状

リフレクソロジーは骨格系の症状（p.94〜97を参照）の治療や、年を重ねるごとに大きくなるその痛みを軽減するのに、大きな効果があります。痛みをやわらげ、関節の機動性を高め、生活の質を改善します。

私は、脊柱や四肢はもちろん、消化器系の反射区にもトリートメントを行うことをおすすめします。体が必要なビタミンやミネラルを効率よく吸収するのを助けるとともに、できるだけ効果的に毒素を排出するのにも役立ちます。

トリートメントを行う反射区

- 尾骨
- 臀部と骨盤
- 首（慢性的な症状）
- 肩（足の甲と底）
- 脊柱
- 膝と肘
- 肝臓
- 胃と膵臓
- 腸
- 回盲弁
- S状結腸と直腸

尾骨

右足の甲を右手で持ちます。かかとの内側を、左手の4本の指で上に向かってクリーピングします。手をかえて左足に行います。

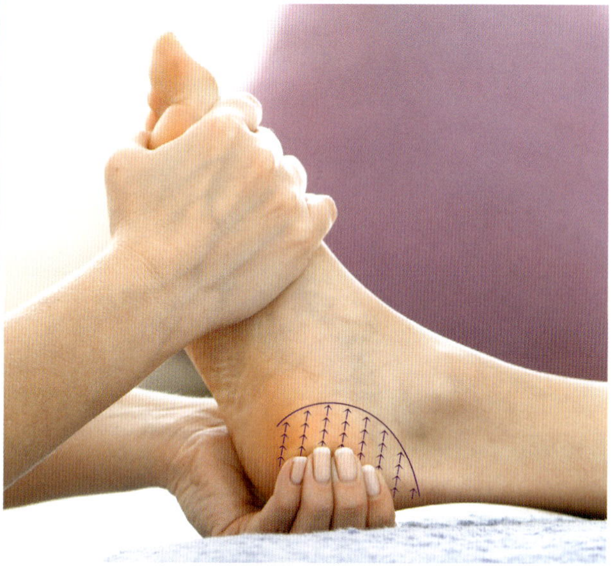

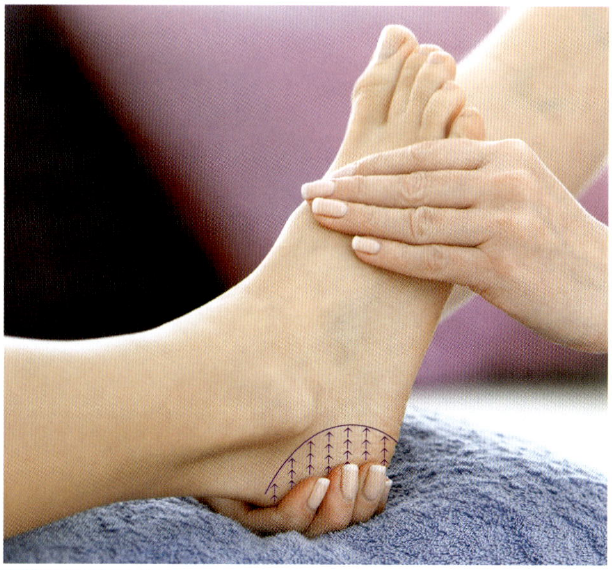

臀部と骨盤

右足の甲を左手で持ちます。かかとの外側を、右手の4本の指で上に向かってクリーピングします。手をかえて左足に行います。

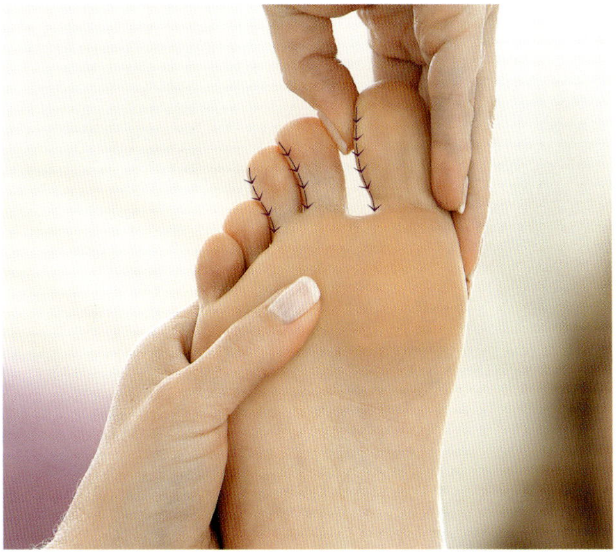

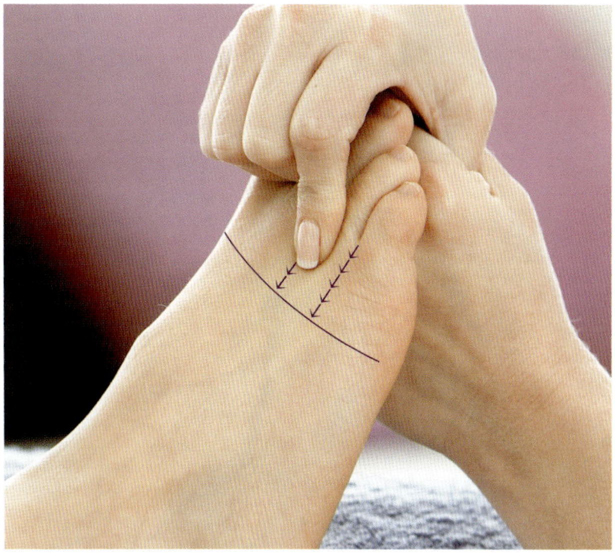

慢性的な首の症状

このトリートメントは、慢性的な首の症状全般、特に年配者の症状に有効です。右足を左手で持ちます。親指から中指の外側を、右手の親指で下向きにクリーピングします。手をかえて左足に行います。

肩（足の甲）

右足の底に左手のこぶしを押しあてます。薬指と小指の骨と骨の間を下に向かって、右手の人差し指でクリーピングします。手をかえて左足に行います。

肩（足の底）

右足の甲を右手で持ちます。左手の親指で肩の反射区をクリーピングします。手をかえて、右手の親指で逆方向にクリーピングします。手をかえて左足に行います。

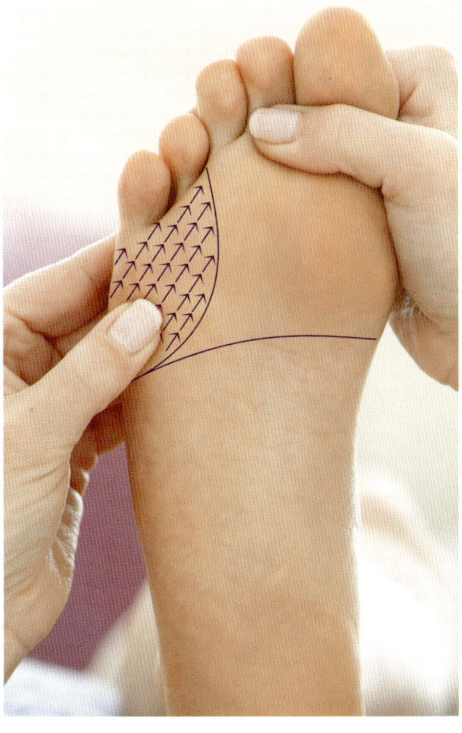

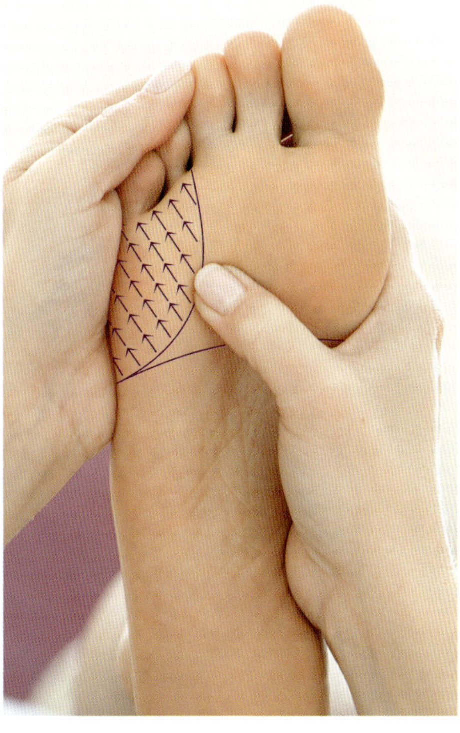

脊柱

右足を左手で持ちます。足の内側のウェストライン（p.10を参照）から親指の先に向かって、右手の親指でクリーピングします。手をかえて左足に行います。
脊柱から出ている神経は、全身に刺激を与え、神経と血液の供給を改善し、毒素の排出を助け、治癒を促すため、脊柱は大変重要な反射区です。

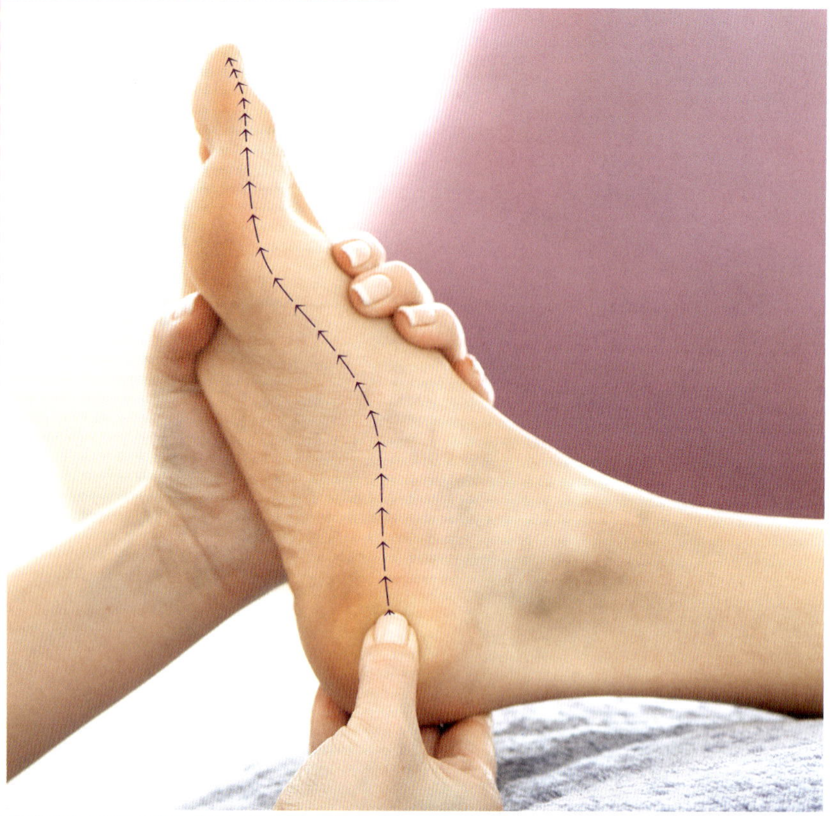

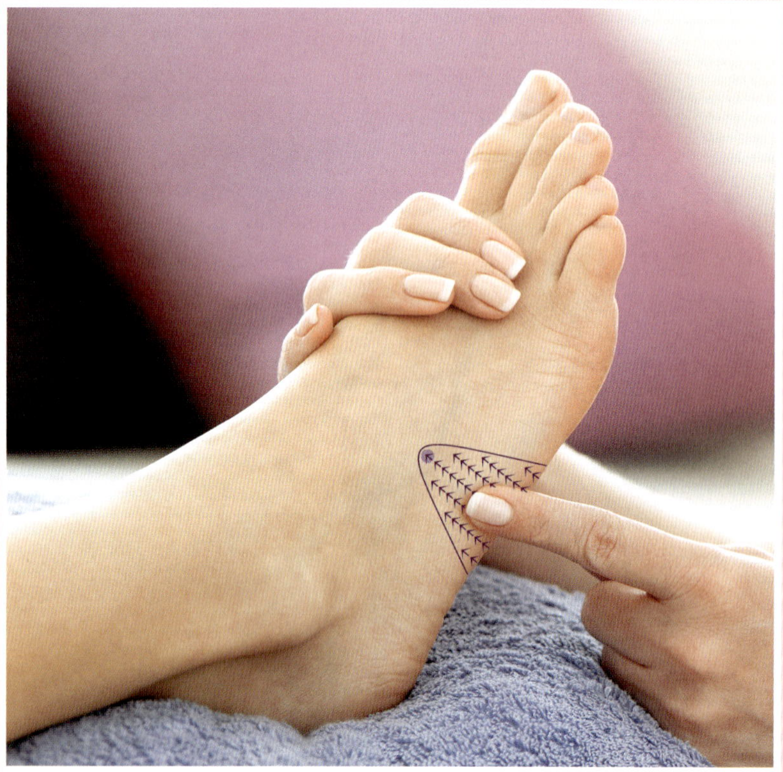

膝と肘

右足を左手で持ちます。足の外側にある三角形の反射区を、右手の人差し指で上向きにクリーピングします。手をかえて左足に行います。

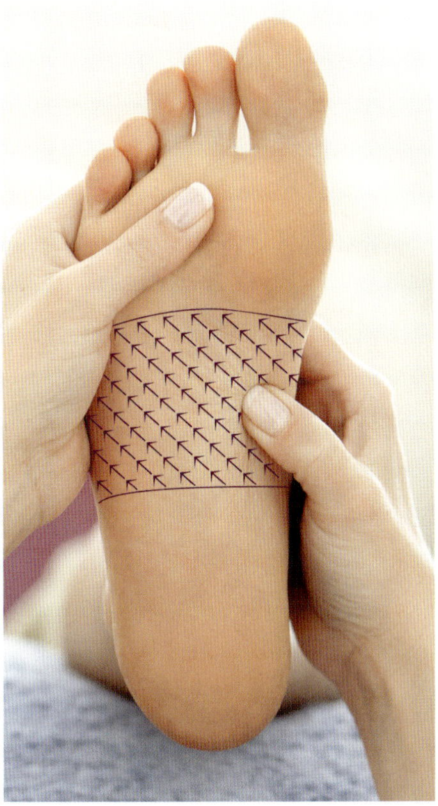

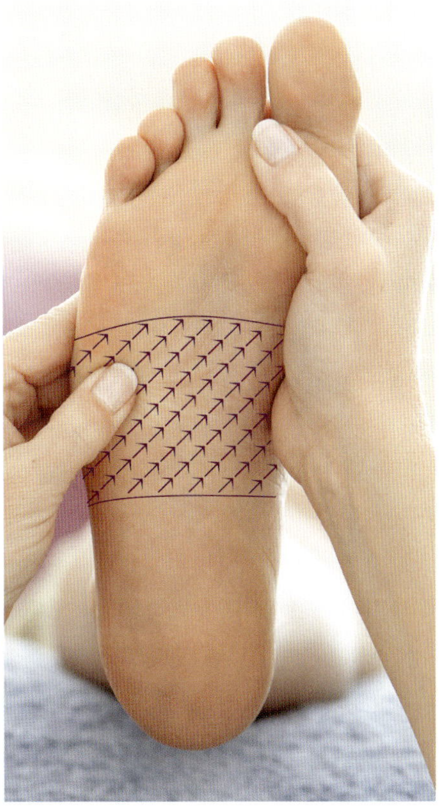

肝臓

肝臓は過剰なホルモンを取り除くため、ホルモン関連の症状に有効な反射区です。肝臓の反射区は右足にしかありません。左手で右足を持ち、右手の親指で反射区をクリーピングします。足の内側から外側まで、斜め方向に行います（写真左）。次に手をかえて、逆方向にクリーピングします（写真右）。

胃と膵臓

胃の主な反射区は、写真のようにウェストラインと横隔膜ラインの間（p.10を参照）で、左足にしかありません。左足を右手で持ち、左手の親指で足の内側から外側に向かってクリーピングします（写真左）。次に手をかえて、右手の親指で逆向きにクリーピングします（写真右）。

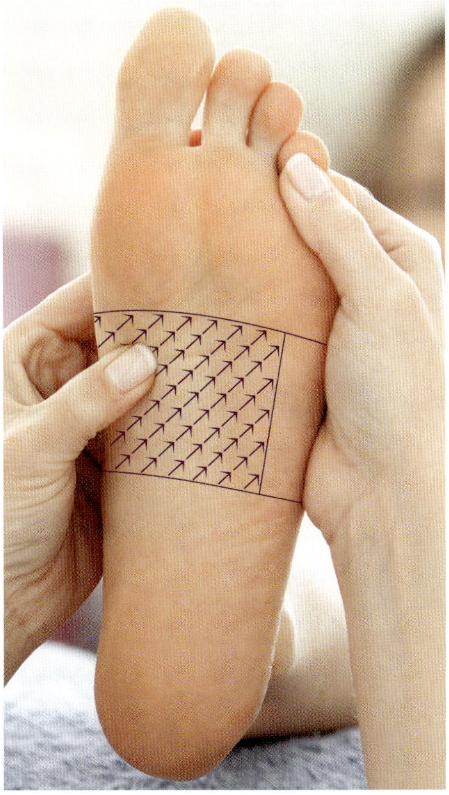

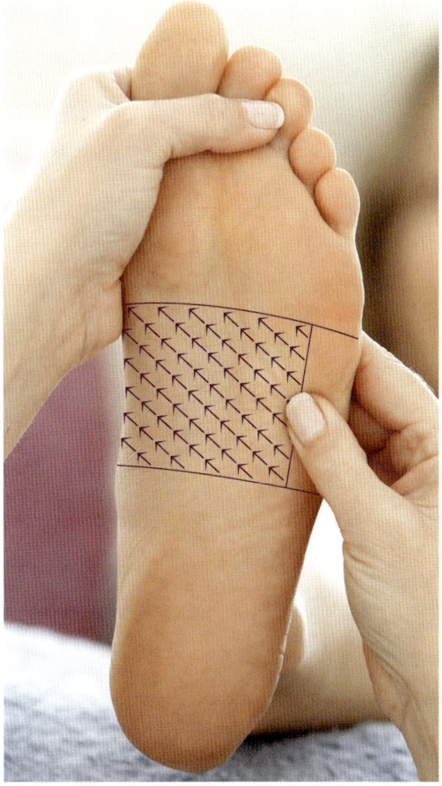

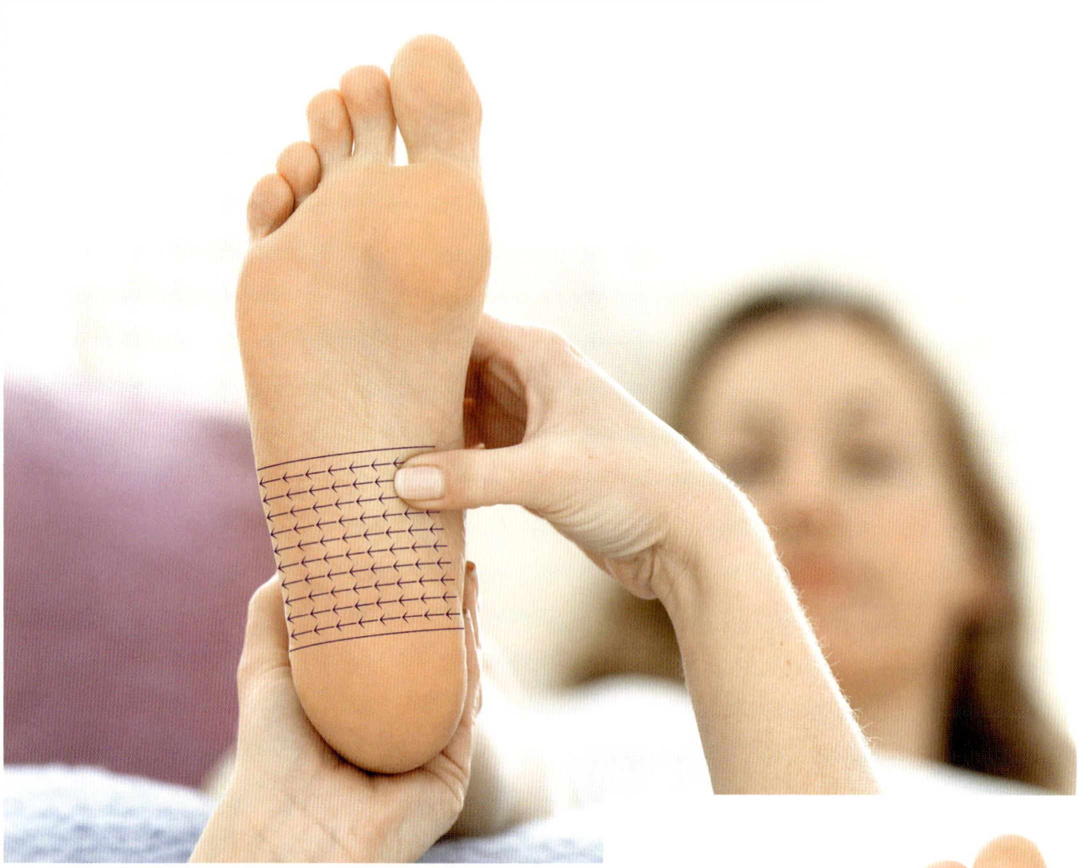

腸

右足を左手で支えます。ウェストライン(p.10を参照)の下の反射区を、内側から外側に向かって真横に、右手の親指でクリーピングします。

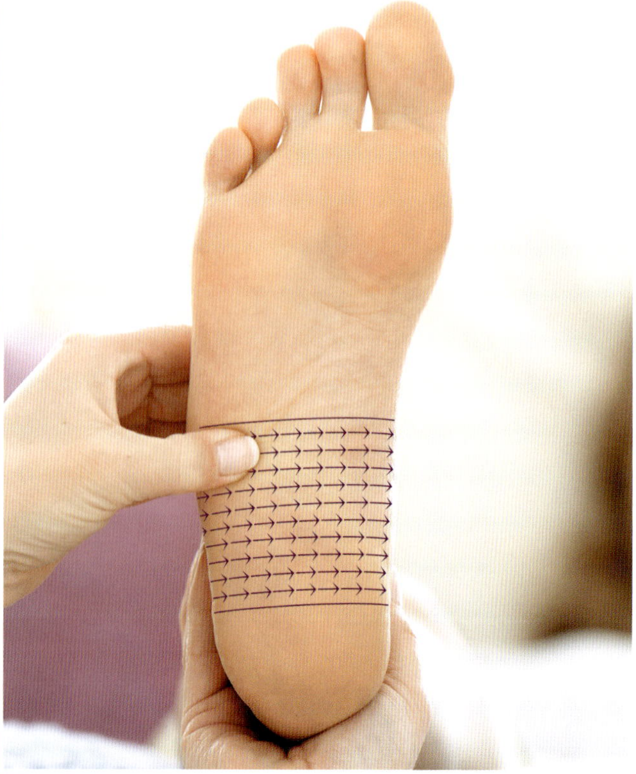

腸

手をかえて、左手の親指でクリーピングします。右手の時と同じように真横方向ですが、今度は外側から内側に向かって行います。手をかえて左足に行います。

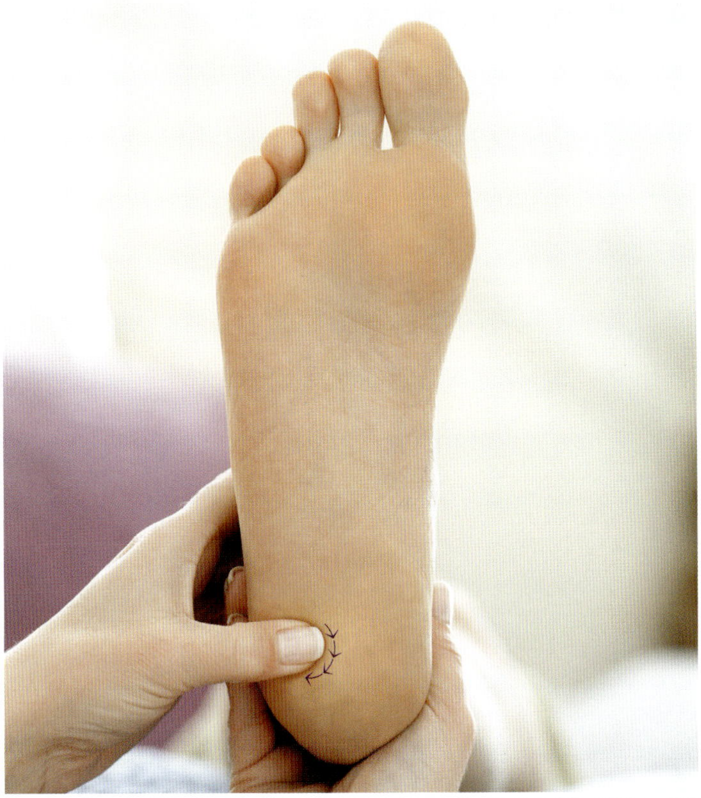

回盲弁

回盲弁の反射区は右足にしかありません。右足を右手で持ちます。足の外側の骨盤ライン（p.10を参照）の下にある反射区を見つけます。左手の親指でフッキングアウト（p.13を参照）を行います。

S状結腸と直腸

左足にしかない反射区で、骨盤ライン（p.10を参照）の下にあり、V字型をしています。左手で足を支え、右手の親指でV字の内側のラインを、手をかえて左手の親指で外側のラインを、徐々に押し上げます。

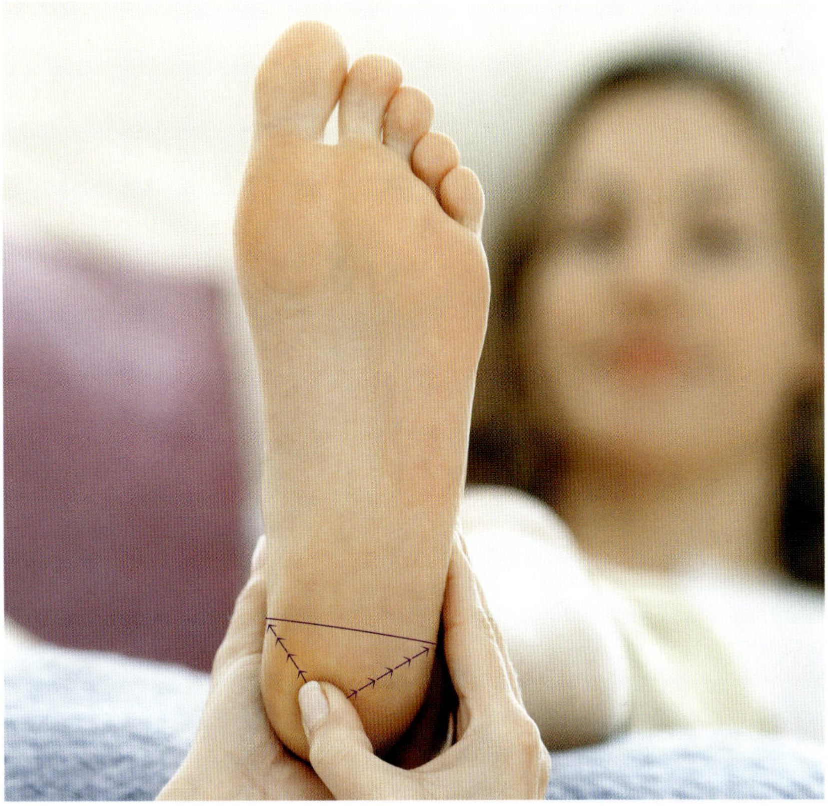

心臓と肺

心臓疾患は、いまだに西洋社会では代表的な死亡原因の1つで、男性のみならず多くの女性が、心臓発作や狭心痛に苦しんでいます。心臓疾患の一般的な原因は、過度なストレス、運動不足、感情的な葛藤、喫煙、塩分・糖分・脂肪分の多い食事です。特に脂肪は心臓にダメージを与えるもので、動脈の壁に脂肪の沈殿物が蓄積します。心臓疾患を改善したい人は、喫煙を絶対にやめるべきです。

心臓は強靭な筋肉で、こぶしくらいの大きさです。妊娠16週から100年以上、途切れることなく、部品交換も点検さえも必要とせず、鼓動を打ち続けることができます。これほど優れたポンプは、機械では作れません。

心臓に問題が生じると、身体全体が悪い影響を受けます。それは、動悸、息切れ、疲労、胸部痛、失神などのうち、1つかそれ以上の苦しい症状となって表れます。リフレクソロジーは、ストレスレベルを下げ、神経や筋肉の機能を改善し、心臓への血流を増やして、心臓疾患の治療を助けます。

狭心症

狭心症は、心臓の筋肉に届く酸素が少なすぎることによって起こる、胸部の痛み、または息が詰まるような不快感をいいます。動脈が鬱血して酸素が豊富な血液が供給されなくなり、心臓が悲鳴をあげているのです。

狭心痛は通常、激しく体を動かしたときか、精神的に不安になったときに起こり、しばらく安静にすると治ります。痛みはだいたい胸の中央、胸骨の裏から始

セルフヘルプ

心臓の健康には、バランスのとれた食事が欠かせません。心臓は、適切な量のタンパク質、炭水化物、脂肪、ミネラル(カリウム、ナトリウム、マグネシウム、カルシムなど)を必要としています。

- 脂肪と塩分を減らし、果物と野菜をたっぷりとり(少なくても1日5食分)、健康的な体重を維持しましょう。
- 定期的な運動と精神的リラクゼーションが不可欠です。リラックスする音楽を聴きながら思考をさまよわせる瞑想、マッサージ、リフレクソロジー、太極拳、ヨーガなどを試してみましょう。
- 怒りや敵対心といった感情は血圧を上げ、心臓に悪い影響を与えます。ストレスの下におかれると、脈拍数が上昇し、組織の酸素要求量が増え、心拍出量が増大します。

セルフヘルプ

呼吸器系の健康を保ち、気管支炎を予防するために、次のポイントを守ってください。

- 乳製品など粘液を作り出す食物を控えましょう。牛乳とチーズはとくに、気管支を詰まらせます。
- タマネギやニンニクをよく食べ、レモン、オレンジ、グレープフルーツなどの柑橘系の果物をたっぷりとってビタミンCの摂取を高めましょう。しぼりたてのレモンジュース、湯、スプーン1杯のハチミツを合わせて、呼吸器系を鎮める飲み物を作ってみましょう。
- オーブンやカーペット用のスプレー式洗剤や、室内芳香剤の使用は控えましょう。これらに使われているガスが肺に悪い影響を与えることがあります。
- 肺活量を増やすために、深呼吸をしてみましょう。口からへその辺りに向かって深く息を吸い、ゆっくりと息を吐きます。このとき腹筋を収縮して、できるだけたくさん息を吐くようにします。これをくり返しましょう。

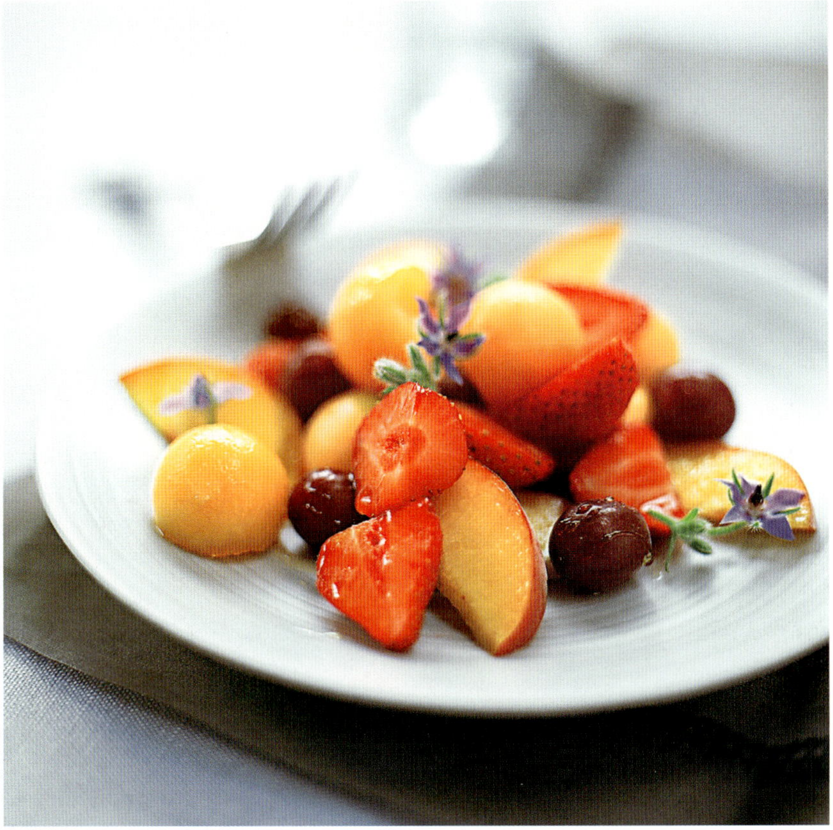

ヘルシーなひと皿
ベリー類はどれでもビタミンたっぷりで、心臓と血液に良い食べ物です。毎日食べるといいでしょう。

まり、腕（通常は左腕）にまで広がったり、指先にまで影響が及ぶことがあります。女性は閉経後に、男性と同じくらい狭心痛が一般的な症状となります。一般的に狭心痛は、冠状動脈の疾患か、動脈壁に沈着した脂肪によって動脈が狭くなったために起こります。高血圧、高血中コレステロール値、喫煙はすべて、狭心痛のリスクを高めます。

気管支炎

気管支炎は、年代を問わず誰でもかかる症状ですが、特に幼児や老人がかかりやすく、冬はさらにその傾向が強まります。喫煙者も特に気管支炎になりやすいと言えます。症状は、気道に濃い粘液が沈着したために発生する咳、喘鳴、息切れです。また気管が閉塞し、炎症を起こし、呼吸が難しくなります。医師は抗生剤を処方して、炎症を抑えるほか、吸入器で気道を確保し、肺への酸素の流れをよくしようとします。リフレクソロジーのトリートメントは、気管支炎の諸症状をやわらげ、症状に対する抵抗力がつくよう助けます。

やるべきこと、やってはいけないこと

- 1週間に最低4回は運動をしましょう。
- 短距離であれば車をやめて、徒歩か自転車にしましょう。
- エレベーターでなく階段を使いましょう。エスカレーターは歩いてのぼりましょう。
- サラダなど生の野菜を使った食事を毎日規則正しくとりましょう。
- 瞑想などのリラクゼーション方法を身につけ、毎日実践しましょう。
- タバコは吸ってはいけません。タバコは1本吸うたびに命が縮まります。
- 酒を飲みすぎてはいけません。1日1～2単位のアルコールで十分です。
- 砂糖や揚げ物を食べ過ぎてはいけません。
- 怒りやストレスに満ちた思いを心の中にためこまないようにしましょう。よく話し合い、解決したら、忘れましょう。

心臓と肺の症状

肺と胸部の症状は、リフレクソロジーによく反応します。トリートメントは筋肉機能を助け、血液供給と神経機能を改善し、ストレスレベルを下げて全体的な健康状態を向上します。長期的にリフレクソロジーを行うと、血圧を下げることも可能です。心臓は、身体の左側と関係があります。心臓の反射点もほとんど左足にあります。

リフレクソロジーはまた、肺気腫、喘息、気管支炎など、胸部の症状の改善にも効果があります。

トリートメントを行う反射区

- 心臓
- 肺(足の底と甲)
- 胸郭

心臓

心臓の主な反射区は、横隔膜ラインの上から、親指から中指の下までの部分です。心臓の反射区は左足にしかありません。右手で左足を持ち、左手の親指で反射区をクリーピングします。この反射区には3回までしかトリートメントを行ってはいけません。肺の治療のときもこの部分にトリートメントを行うからです。この2つの反射区は、実際の臓器がそうであるように、重なっているのです。

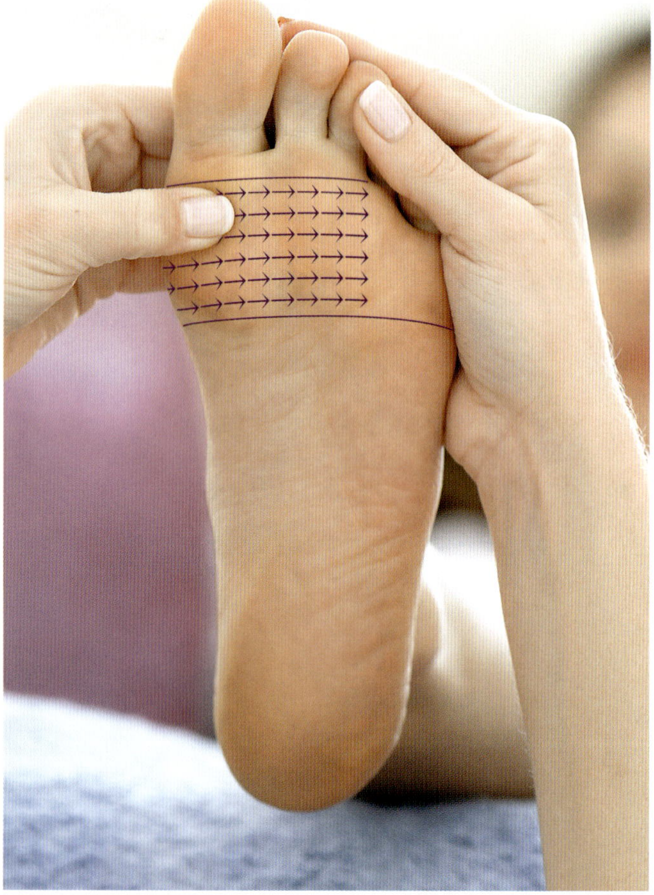

血圧を下げる

高血圧は、高齢者に多い症状です。血圧を下げるためのヒントをご紹介しましょう。

- アルコールとカフェインをやめるか減らす。繊維をより多くとり、塩分をより少なくとる。
- ストレスをさける。ストレスを感じたら、深呼吸を行う。
- 定期的に運動する。ただし、新しく運動を始めるときは事前に必ず医者と相談すること。

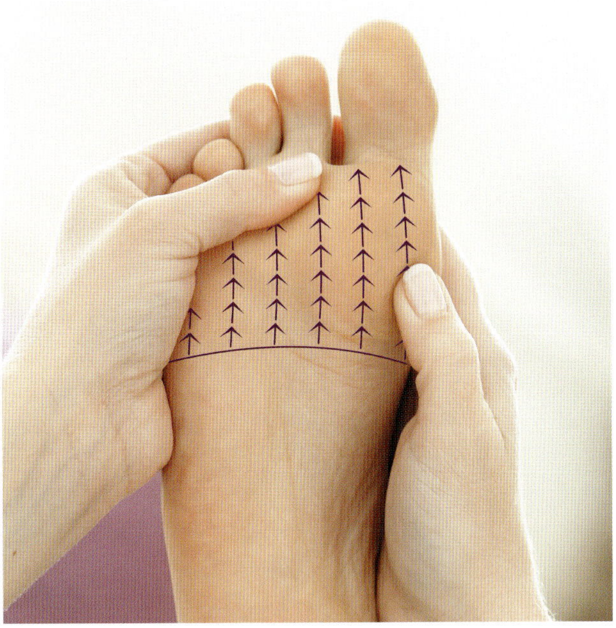

肺(足の底)
右足を左手で持ちます。足の底にあるくぼみとくぼみの間を、右手の親指で上向きにクリーピングします。手をかえて左足に行います。

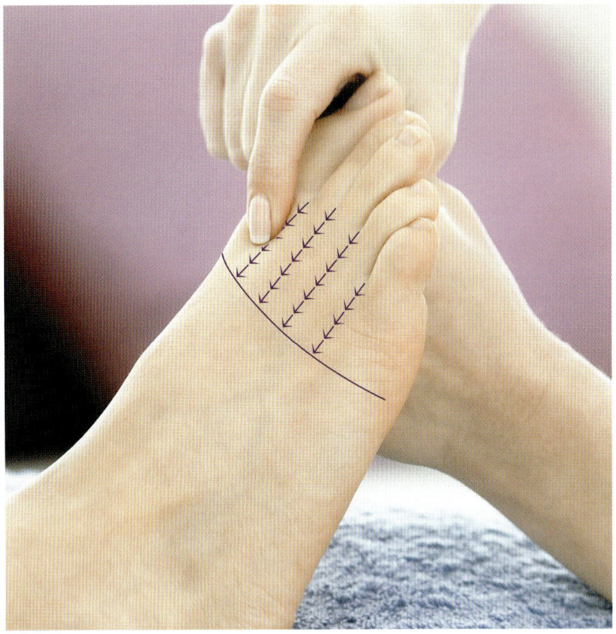

肺(足の甲)
右足の底に左手のこぶしを押しつけます。足の甲の指の骨と骨の間を、右手の人差し指で下に向かってクリーピングします。手をかえて左足に行います。

胸郭のリラックス
両手の親指を足の底に押しつけ、両手の4本の指で足の甲をクリーピングします。

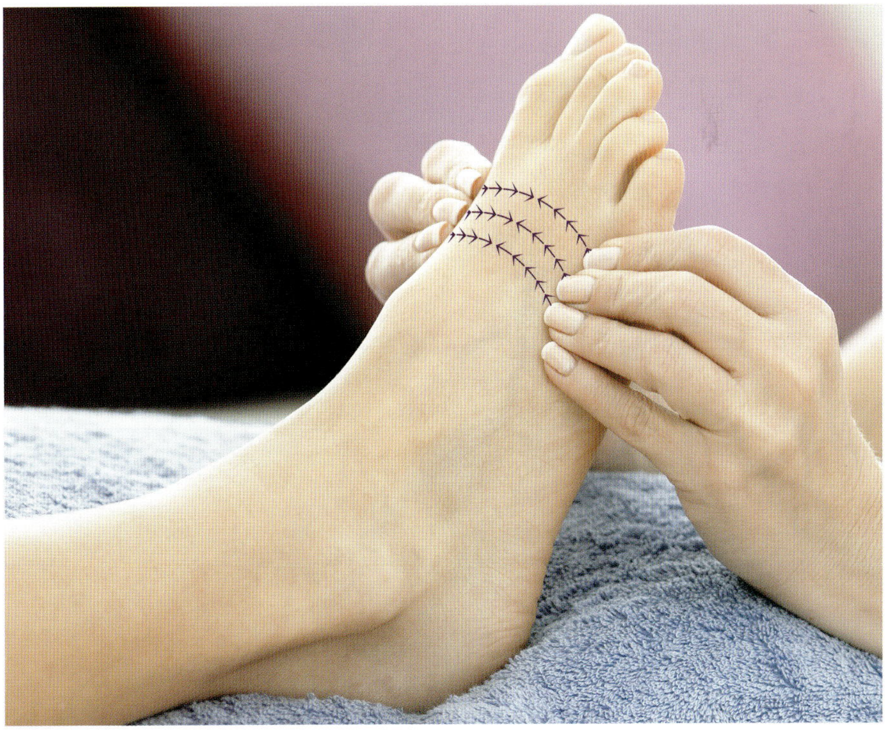

高齢者の病気

最近は、70歳、80歳、さらには90歳になっても、健康で活動的な生活を続けている人はたくさんいます。しかし年を重ねると、身体的不快感に悩まされやすくなります。

失禁

多くの女性が緊張性失禁、つまり咳をしたり、笑ったり、くしゃみをしたり、重い物を持ち上げたときに、少量の尿がもれてしまう症状に悩んでいます。これは出産後に始まることが多く、特に鉗子分娩だった人にその傾向があります。骨盤底の筋肉が弱くなって正しく収縮しなくなることがあるからです。骨盤の筋肉は膀胱の出口を閉じるのを助けますが、弱ると余分なストレスまたは圧力に対処できなくなり、少量の尿が漏れてしまうことがあります。同じように、年を重ねると筋肉が弱るため、高齢の女性の多くが緊張性失禁に悩んでいます。

多くの人は、骨盤底の運動（下の欄を参照）で骨盤の筋肉を強くしてこの症状を治すことができます。運動することが困難な場合は、かかりつけ医に専門の看護士や理学療法士を紹介してもらってアドバイスを受けてください。出産後に頻繁にリフレクソロジーのトリートメントを行うと、緊張性失禁の予防に役立ちます。すでに失禁に悩んでいる場合も、その症状の程度を軽くするのに役立ちます。いずれも効果が無ければ、外科的処置も可能です。

アルツハイマー病と認知症

認知症とは、主に年配者の記憶喪失、混乱、集中力の低下などの症状を伴う病気を指します。アルツハイマーは、最も一般的な認知症の1つで、65歳以上の10人に1人、80歳以上の5人に1人に発症しています。この病気は、脳に構造的にも化学的にも変化を与えて、脳細胞を死滅させます。患者は最終的にすべての記憶を失い、人格が変わり、徐々に精神機能を失います。

患者は、攻撃的になったり破壊的になったりすることがあります。それは、見守る家族や友人にとって胸が張り裂けるようにつらい事です。

骨盤底の運動

骨盤底の筋肉がどこにあるかを確認するために、尿を途中で止めると同時に、おならをがまんすることを想像してください。膣と直腸の周りの筋肉が締まるのを感じるでしょう。お腹を引っ込めないようにし、臀部の筋肉を締めるか、両脚を締めつけます。

骨盤底の筋肉をできるだけ強く、できるだけ長く締め、10秒数えます。最高10回までくり返します。1回ごとに4秒休憩します。

慣れてきたら、この動きを早くやってみましょう。骨盤底を引き締めて1秒停止し、力を抜きます。これを最高10回までくり返します。

ゆっくりとした収縮と、素早い収縮を1日に5～6回やってみましょう。この運動は、座っていても横になっていでもできますが、立ってやるのがいちばん良いでしょう。数ヵ月たっても症状が改善しない場合は、医者の診察を受けましょう。

アルツハイマー病の原因

アルツハイマー病患者の脳に、何らかの化学物質が不足していることはよくありますが、この病気の正確な原因はまだ分かっていません。加齢、遺伝、環境要因、食事、総体的な健康状態など、関係する要因は数多く考えられます。大半のケースで、これらの要因が組み合わさって関与していると考えられます。喫煙者や高血圧または高コレステロールの人や、過去に頭部に重傷を負った人は、アルツハイマー病になるリスクが高くなります。

フライパンのアルミニウムへの曝露が、アルツハイマー病と関係があるという説は、現在は総じて支持されていません。歯科治療で使用するアマルガムに含まれる水銀の関連性も指摘されていますが、立証されていません。アルコールのとりすぎは、体の水分を失わせます。脱水状態は、脳細胞に悪い影響を与えます。私は、より多くの水を飲んでアルコールを最低限に抑えることを、特に年配者におすすめします。

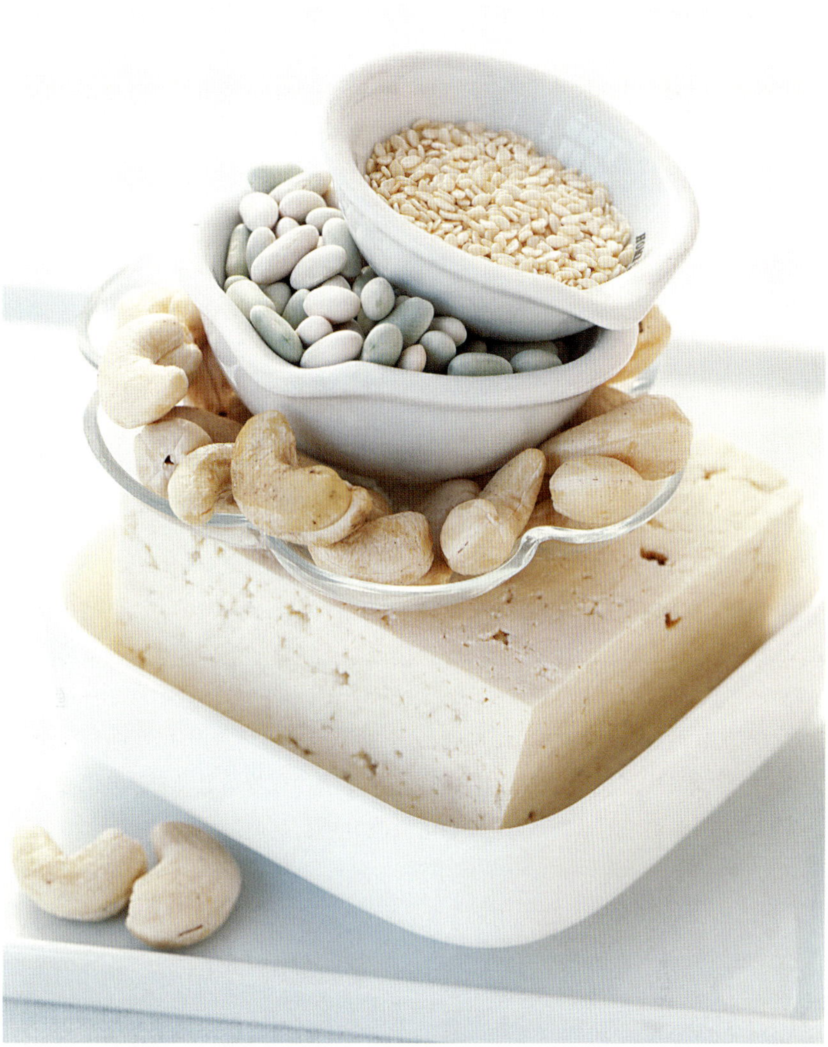

亜鉛の豊富な食品
亜鉛は脳の健康を保つのに役立ちます。牡蠣、豆、ナッツ、チーズ、全粒穀物など亜鉛の多い食品を食べるか、サプリメントをとりましょう。ビタミンB6は、体の亜鉛の吸収を助けます。

アルツハイマー病の治療法はまだありません、精神安定剤など、症状をやわらげる処置があるだけです。リフレクソロジーは、筋肉のこりや、落ち着きの無い不安定な精神的症状をやわらげるのに有効です。できれば毎日、脊柱と脳の反射区にトリートメントを行うことをおすすめします。アロマテラピーやマッサージなど、他の補完療法も有効です。多くの患者が、個人的かつ身体的な接触によって元気づけられます。イチョウを服用すると、精神的機能や行動の改善に効果があることがある程度証明されていますが、さらなる研究が進行中です。

高齢者のトリートメント

リフレクソロジーは、痛みを総合的にやわらげ、幸福感を高めるのに役立つため、高齢者に高い効果があるといえます。認知症などの深刻な病症については、理想的な補完療法になります。ただし患者の担当医に、トリートメントを行っていることや、服用しているハーブ薬を必ず知らせるようにしましょう。

失禁に有効な反射区

- 泌尿器系

認知症に有効な反射区

- 頭と首
- 首(慢性的な症状)
- 脊柱
- 脳

おすすめのハーブ

レディースマントル＆ホースティル―どちらも緊張性失禁の治療や筋緊張の強化に有効です。

泌尿器系

右足の甲を左手で持ちます。骨盤ラインの内側の端(p.10を参照)から、上に向かって右親指でクリーピングします。ウェストラインまでこれをくり返します(p.10を参照)。ウェストラインと靭帯ラインが交差する場所よりすぐ上(p.10を参照)の、腎臓の反射区に親指をあててローテーティングします。手をかえて左足に行います。

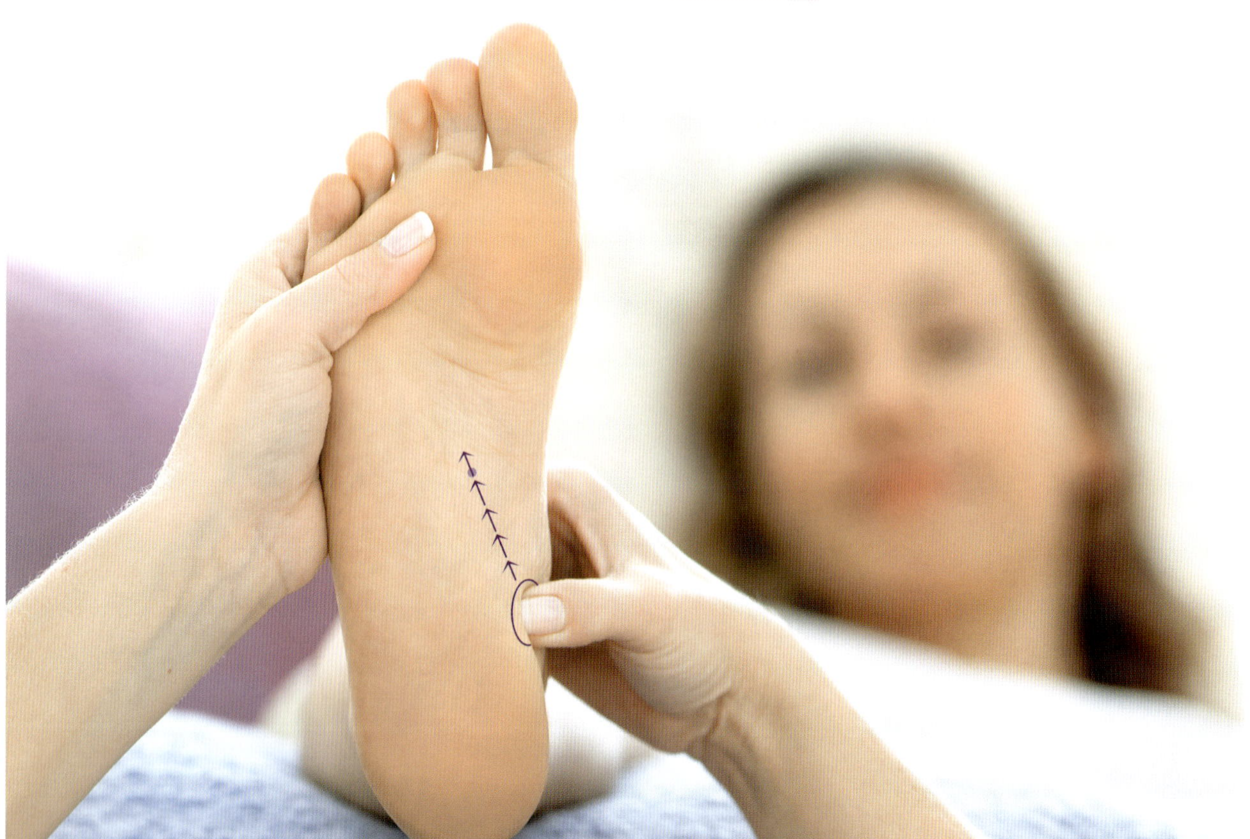

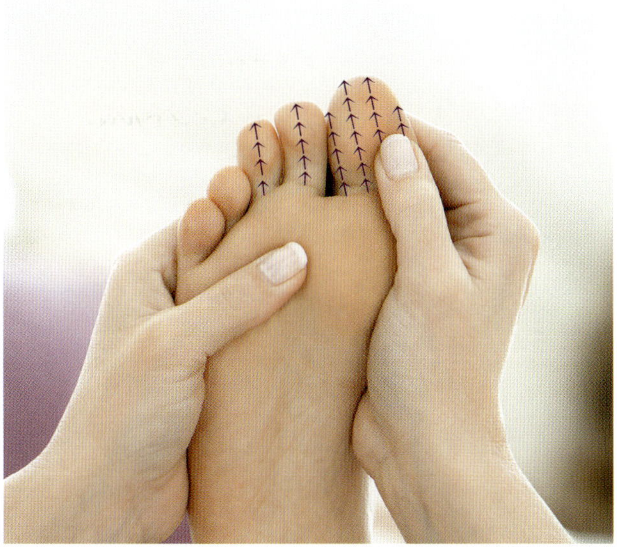

頭と首

首の後ろから頭の先までのすべてに有効なトリートメントです。右足を左手で持ち、親指、人差し指、中指の指のつけ根に右手親指で圧力をかけ、上に向かってクリーピングします。手をかえて左足に行います。

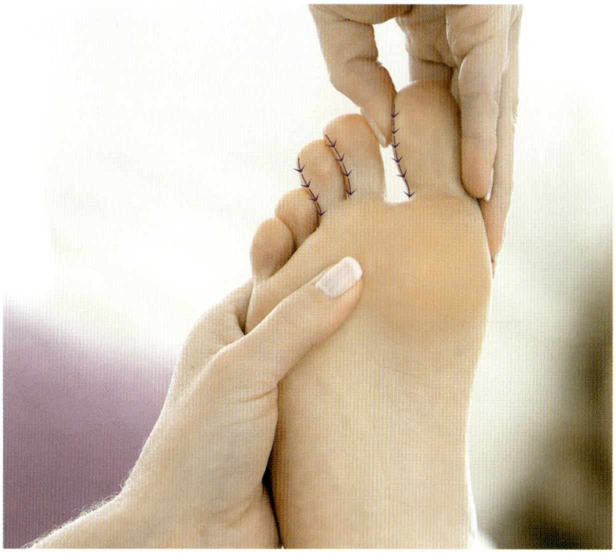

慢性的な首の症状

このトリートメントは、慢性的な首の症状全般、特に年配者の症状に有効です。右足を左手で持ちます。写真のように親指から中指の外側を、右手の親指で下向きにクリーピングします。手をかえて左足に行います。

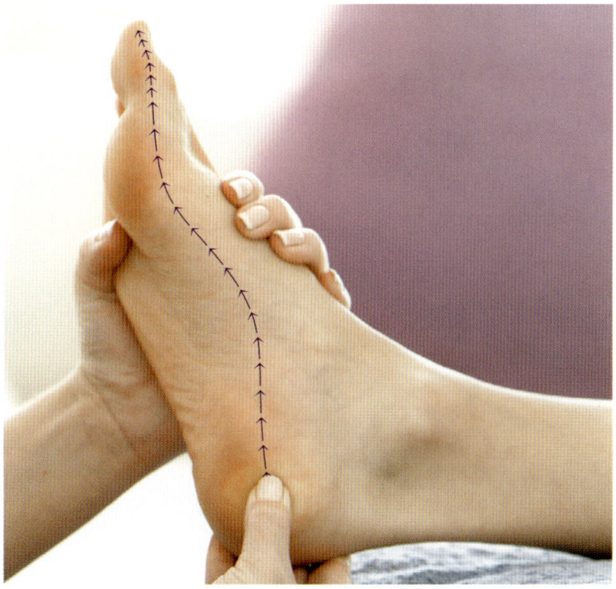

脊柱

右足を左手で持ちます。足の内側の縁を上に向かって、最初は右手の親指でクリーピングし、足の親指にさしかかったら人差し指にかえてクリーピングします。脊柱から伸びる神経は全身に刺激を与えるため、脊柱は最も重要な反射区です。

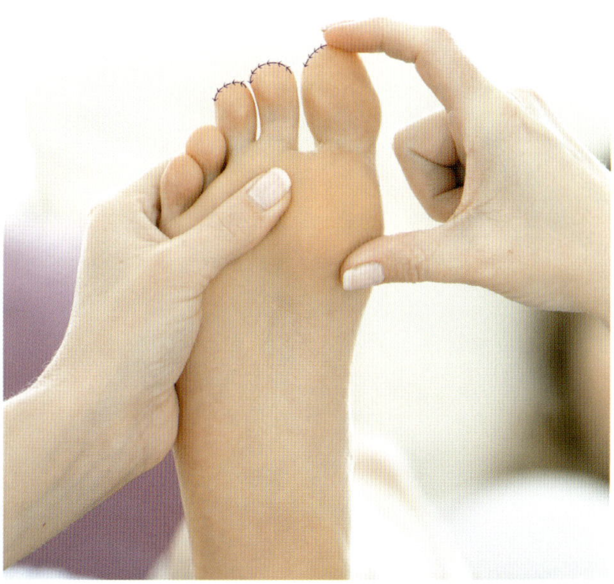

脳

脊柱のトリートメントが終わったら、親指から最初の3本の指の最上部に、右手人さし指を這わせて、脳の反射区を刺激します。手をかえて左足に行います。脊柱（左を参照）のトリートメントを行ってから、脳の反射区に行います。

乳ガン

すべてのガンの中で、女性に最も多いガンの1つが乳ガンです。年齢を問わず発症しますが、患者の大多数は50歳以上です。幸運なことに、乳ガンは最も治療効果の高いガンの1つでもあり、治療が成功して寿命を延ばした人の比率が非常に高いことには、勇気づけられます。しかし私は、そもそも乳ガンにならないための予防法について、十分な研究がなされていないと思います。

私たちは、繊維質の多い食事がリスクを低くし、高脂肪な食事がリスクを高くすることはよく知っています。繊維質の多い食事をすると、より多くの毒素が血管に入りこまずに、体の廃棄物処理装置である腸に吸収されます。動物性脂肪、特にチーズやバターなどの乳製品を控えて、果物、野菜、全粒穀物をたっぷりととりましょう。トマトにはリコピンというカロチノイドの1種で、抗ガン作用のある物質が含まれていますので、毎日食べるようにしましょう。

研究では、大豆を含む食品を多く食べると、乳ガンのリスクを抑えられることも分かっています。日本や中国のように女性の大豆の消費率が高い国では、乳ガンの発生率が低くなっています。大豆を多く食べる女性の乳房の組織は、大豆をあまり食べない女性の組織より密度が低い傾向がありますが、乳房の組織の密度が高いほど、乳ガンの発生率が高くなることが証明されています。大豆には植物性エストロゲンが含まれており、女性ホルモンのエストロゲンと相互に作用して体内のエストロゲンのレベルを下げると考えられます。エストロゲンのレベルが高いと、乳ガンのリスクが高くなります。

リスクを下げる

以下を行うと、乳ガンのリスクを下げられると考えられています。

- 体重の増えすぎを予防する
- 果物、野菜、全粒穀物をたっぷり使った健康的な食事をする
- 定期的に運動する
- タバコを吸わない
- アルコールをとりすぎない

また、30歳までに初産と授乳を経験した人の乳ガンのリスクが低いことも、研究により明らかになっています。

リスクファクター

立証された乳ガンのリスクファクターは、加齢、エストロゲンの曝露期間の長さ（月経の早い始まり、遅い閉経、高齢出産）、家族に乳ガンの病歴があることです。しかし私は、その他にも要因があると考えます。家庭にある電子レンジその他の電気機器は、使用中に電磁波を発しています。私たちは日常生活において、かつてないほど多くの電磁波にさらされています。私はこの事もガンの原因の1つだと考えています。

わきの下につけて発汗を封じる発汗抑制剤は、体の自然な発汗を停止させるため、リンパ腺から有害な毒素が排出されます。普段は発汗を止めずに臭いを防止するデオドラント剤を使い、発汗抑制剤は時々使用するだけに留めた方がはるかに良いでしょう。発汗抑制剤にリスクは無いという人も入ますが、私はできる限り使用を避けるほうが賢明だと思います。

精神的あるいは身体的なストレスは、免疫系の有効な働きをさまたげ、ガンのリスクを高めます。また現在、ホルモンのデリケートな機能に変化を与える経口避妊ピルに対して、乳ガンその他のガンの原因との関連性が警告されています。

乳ガンその他のガンになったら、定期的にリフレクソロジーを行って免疫系を助け、体の自己治癒能力を高めることを強くおすすめします。なおリフレクソロジーを医学的治療と並行して行うことに全く問題はありませんが、必ず事前に担当医に知らせてください。

運動してリスクを下げる
十分な運動が、乳房と子宮のガンのリスクを下げることが証明されています。すでにガンになっている場合も、運動は回復の可能性を高めます。

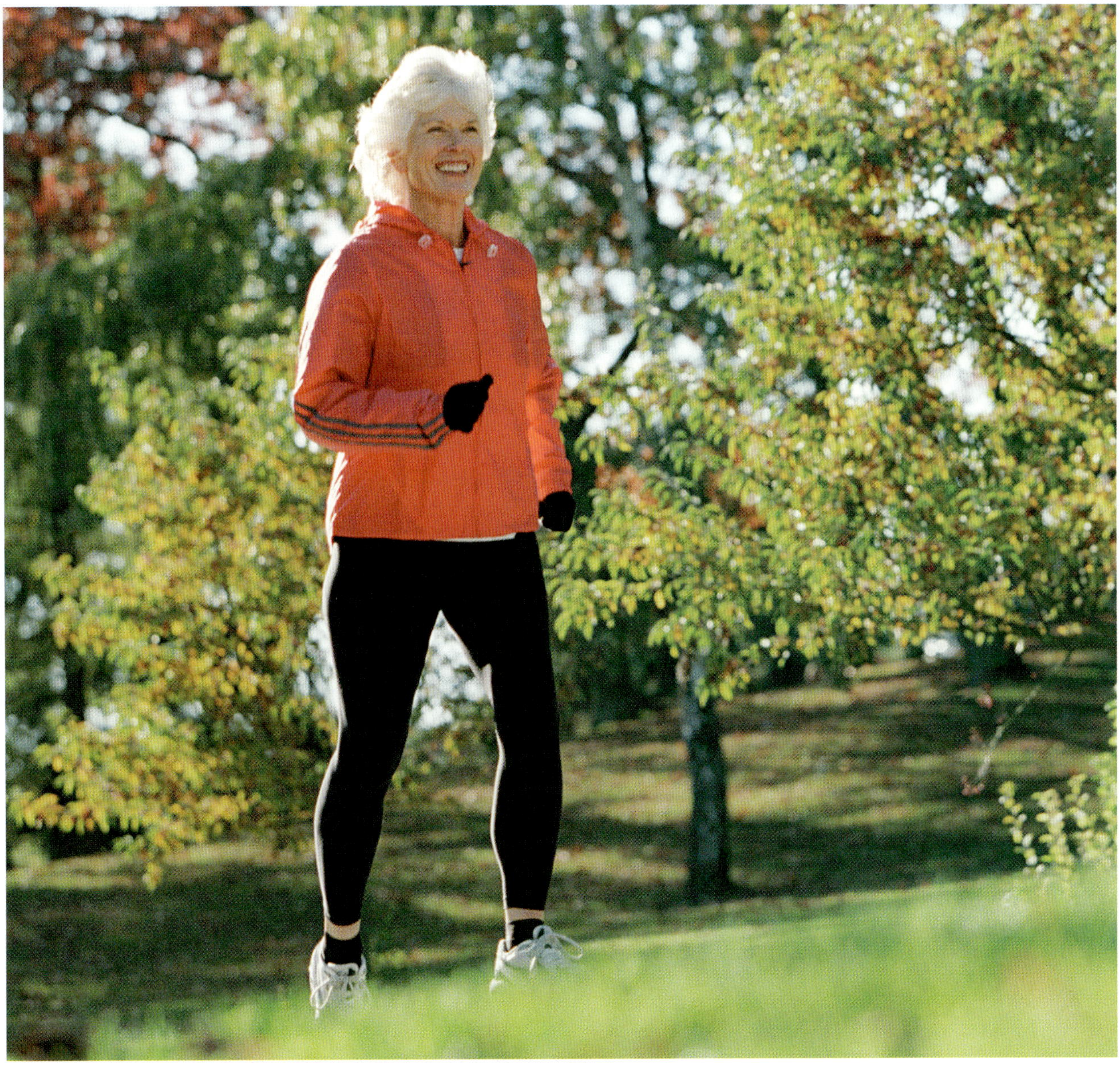

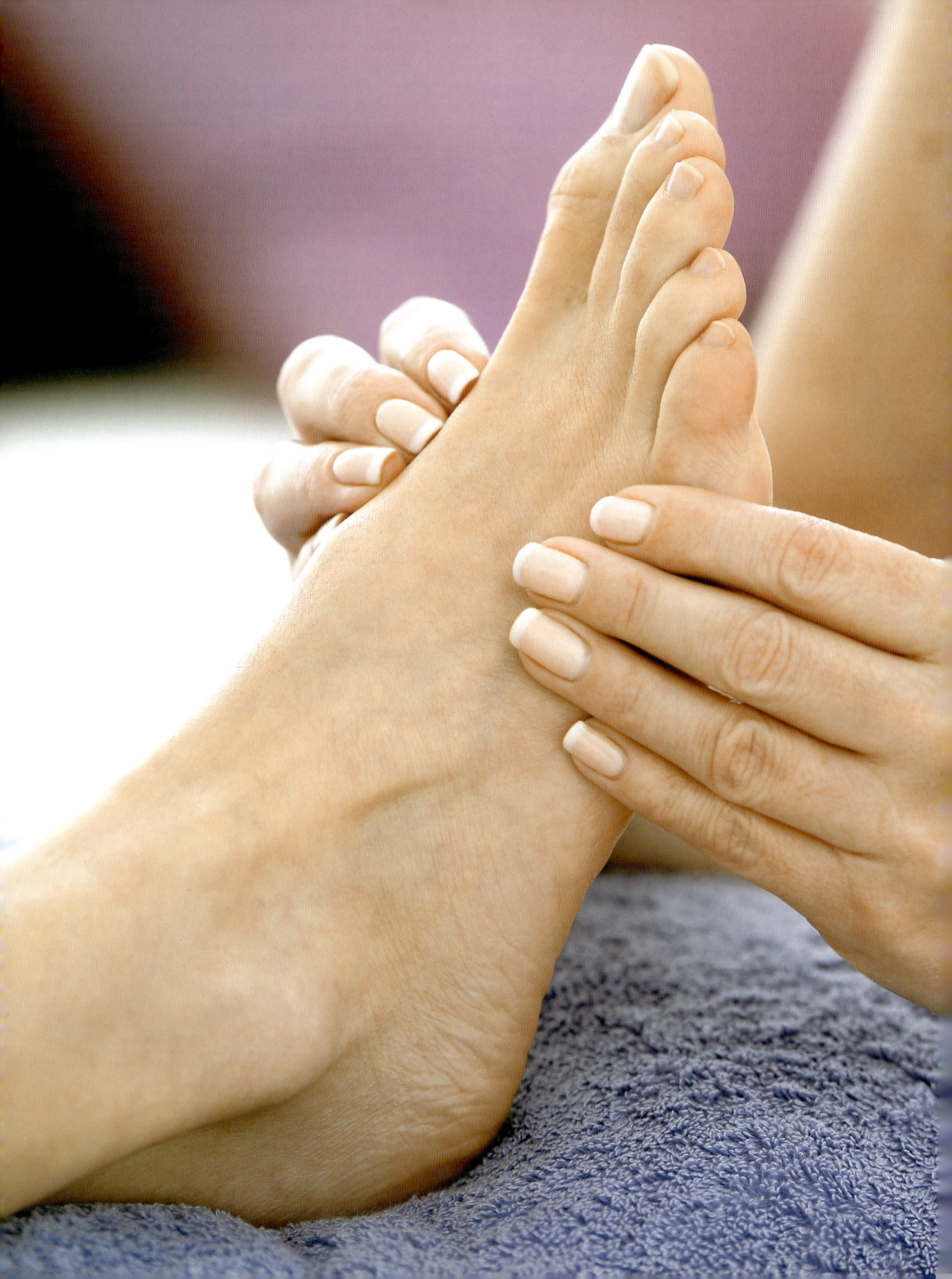

トリートメント完全ガイド

7

リフレクソロジーは、簡単に深いリラックス効果を与え、体の自己治癒力を回復します。本書の指示にしたがって友人またはパートナーにリフレクソロジーを行うことは難しくありません。これまでご紹介した特定の反射区へのトリートメントを行う前に、体全体に効果のあるフル・トリートメントを行いましょう。トリートメントは必ず両足に行いますが、右足から始めて左足に行うことをおすすめします。家の中で、誰にも邪魔されずにトリートメントを行ったり受けたりできる、静かで快適な場所をみつけてください。トリートメント中に話をするのが好きな人もいれば、穏やかで静かな状態を好む人もいます。心が鎮まる音楽をかけたり、アロマキャンドルを灯したりして、落ち着いた雰囲気を高めるのも良いでしょう。

トリートメントは全部を行うのがベストですが、15分しか時間がなくて、あなたの友人またはパートナーが深刻な月経痛、頭痛、背痛に悩んでいるときは、尾骨、臀部と骨盤、脊柱の反射区にトリートメントを行ってください。これは応急手当の基本的なトリートメントで、症状をいくらかやわらげることができます。

注意点―心臓疾患やガンなど、深刻な病に悩む人にトリートメントを行うときは、医者かプロのリフレクソロジストに必ず相談してください。

足のフル・トリートメント

フル・トリートメントの所要時間は約45分です。トリートメントを受ける人に、横になるか楽な椅子に座って足をクッションに載せてもらいます。トリートメントを行う人は低い椅子に座って、トリートメントを受ける人の足をクッションごとひざにのせます。

ウォームアップ

足全体にタオルをかけ、タルカムパウダーか軽い保湿剤を足につけます。リラクゼーション・エクササイズ（1～9）から始めて、緊張をほぐし、足をやわらかくしなやかにします。

フル・ルーチン

痛みや病症が体のどちら側にあっても、トリートメントは両足に行います。右足から始めて、手順がすべて終わってから左足に行います。共通するルールは、各反射区に2回ずつ行うこと、より敏感になっている反射区にはもう一度行うことです。セッションの最後には、最初に行ったリラクゼーション・エクササイズを行います。

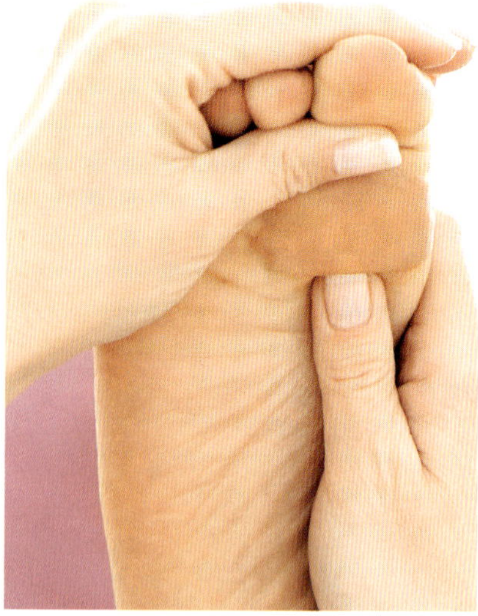

1. 横隔膜のリラックス
右足の甲を左手で持ちます。横隔膜ラインが始まる場所に右手の親指をあてます。横隔膜ラインに沿って足の外側まで、右手の親指を押し下げながら進みます。この時、足先を左手の親指に向かって折り曲げます。手をかえて左足に行います。

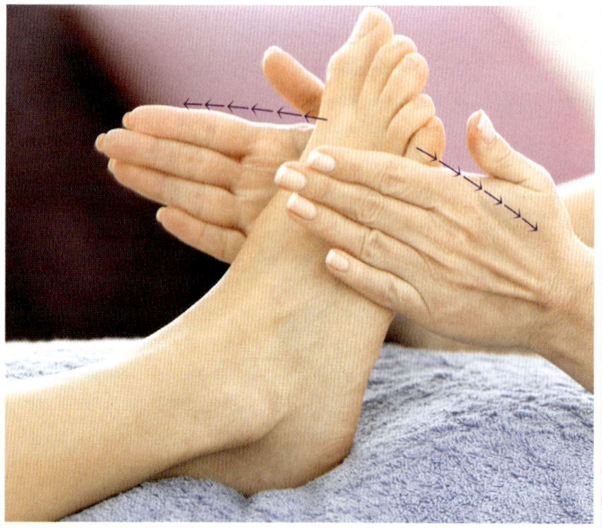

2. 左右のリラックス
両手で足を支え、手のひらで足を左右に揺らします。素早く優しく行いましょう。足をかえて同様に行います。

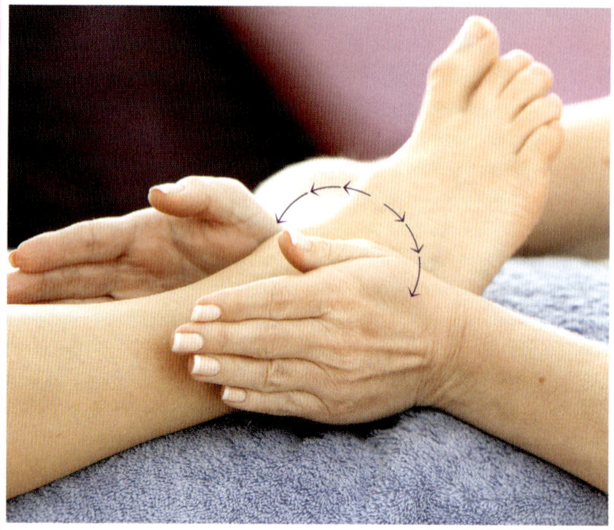

3. 足首をほぐす
親指の腹で足首の骨（距骨）を支えて、足を持ちます。手首の力をぬいてリラックスし、足を左右に素早く優しく揺らします。無理に足を揺らしてはいけません。関節炎の人にとても効果的です。

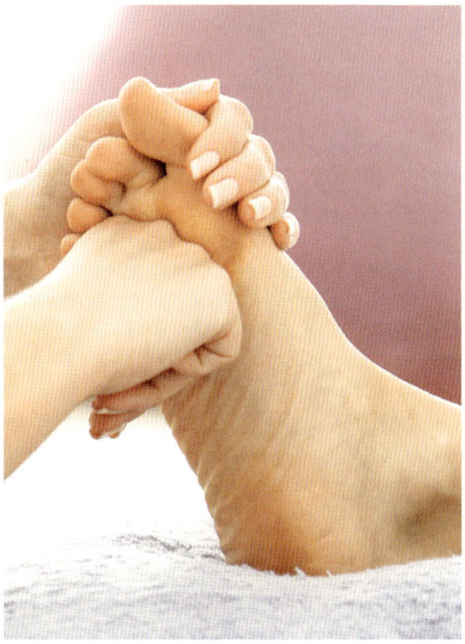

4. 中足骨をもむ

右手のこぶしを右足の底に押しあてます。左手で足の甲を持ち、パン生地をこねるようにもみます。手をかえて左足に行います。

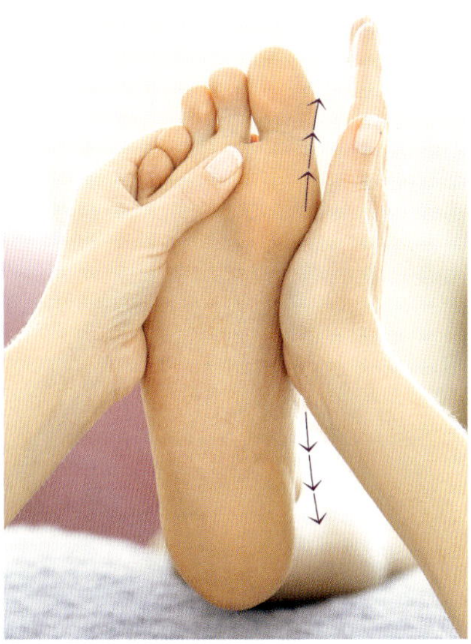

5. スパイナル・フリクション

左手で右足を支えます。手のひらで足の内側の縁を上下にさすり、脊柱に刺激を与えます。

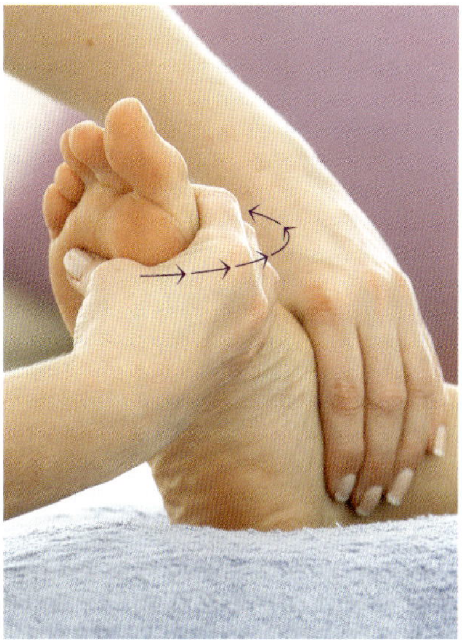

6. 回す（オーバーグリップ）

右足首を左手で持ち、親指を外側の縁にあてます。右手で足を脊柱に向かって回します。手をかえて左足に行います。

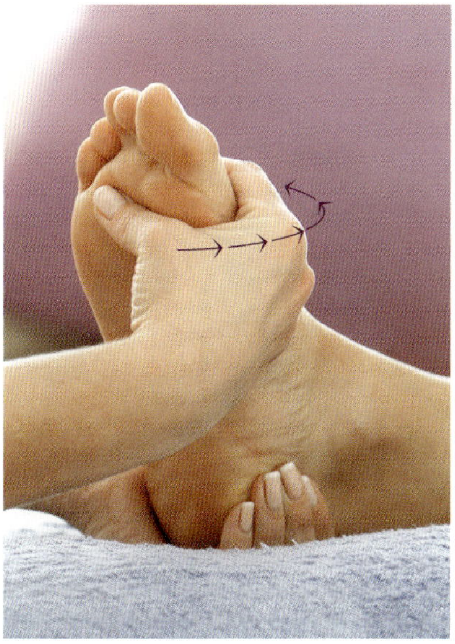

7. 回す（アンダーグリップ）

右足のかかとを左手で持ちます。右手で足を内向きに、脊柱に向かって回します。手をかえて左足に行います。

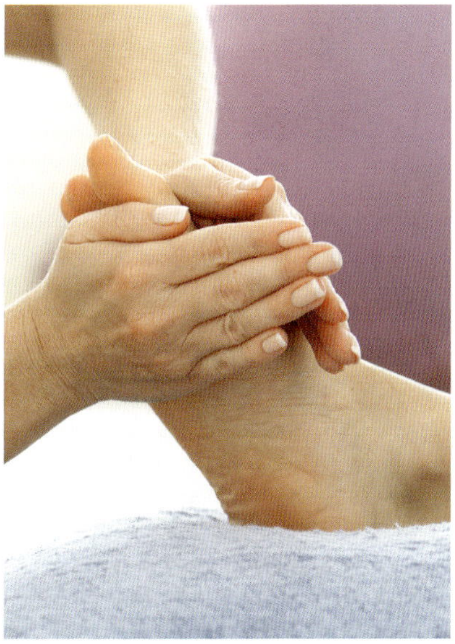

8. 足をこねる

右足の甲を、両手の手のひらではさみ、機関車の車輪のように手を優しく回します。左足にも同様に行います。

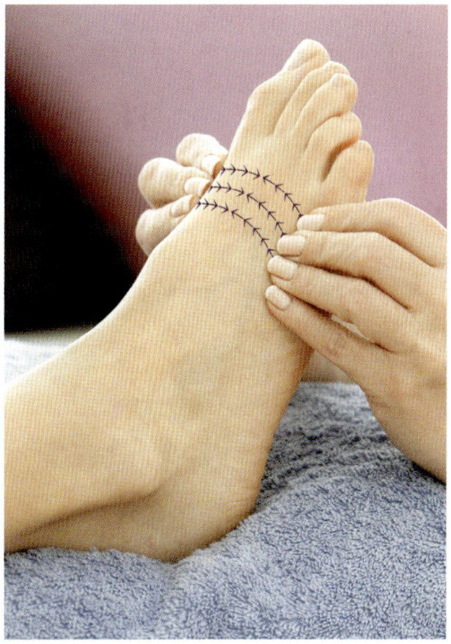

9. 胸郭のリラックス

両手の親指を足の底に押しつけ、両手の4本の指で足の甲をクリーピングします。左足にも同様に行います。

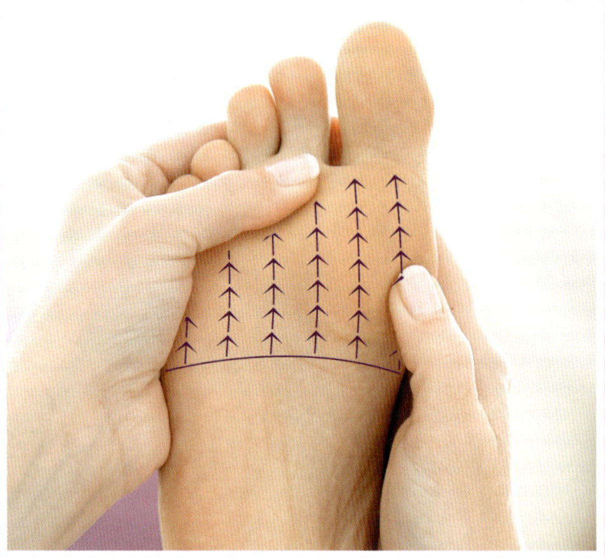

10. 胸部と肺(足の底)
右足を左手で持ちます。足の底にあるくぼみとくぼみの間を、右手の親指で上向きにクリーピングします。手をかえて左足に行います。

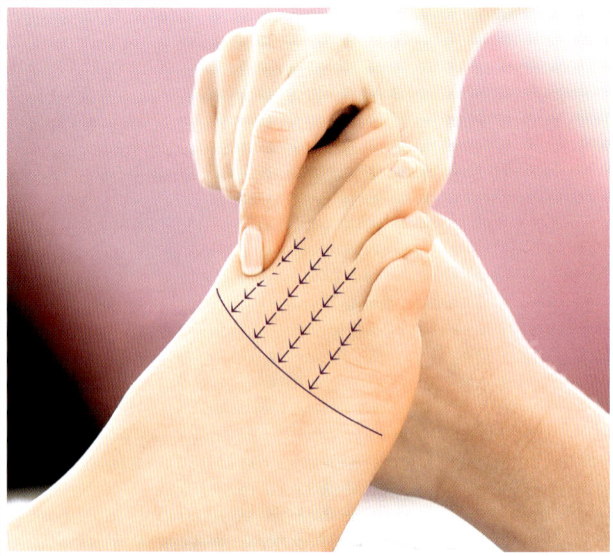

11. 胸部と肺(足の甲)
右足の底に左手のこぶしを押しつけます。足の指の下の骨と骨の間を、右手の人差し指で写真のように下に向かってクリーピングします。手をかえて左足に行います。

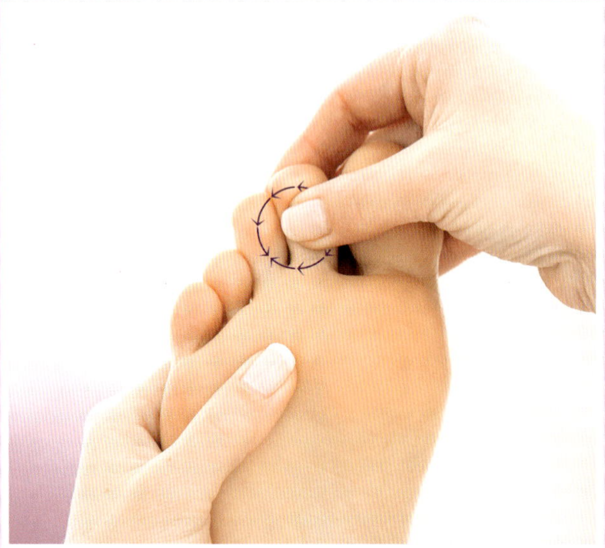

12. 目
右足を左手で持ちます。右手の親指を、足の人差し指の第1関節の下にあて、この反射区に小さくローテーティングを行います。手をかえて左足に行います。

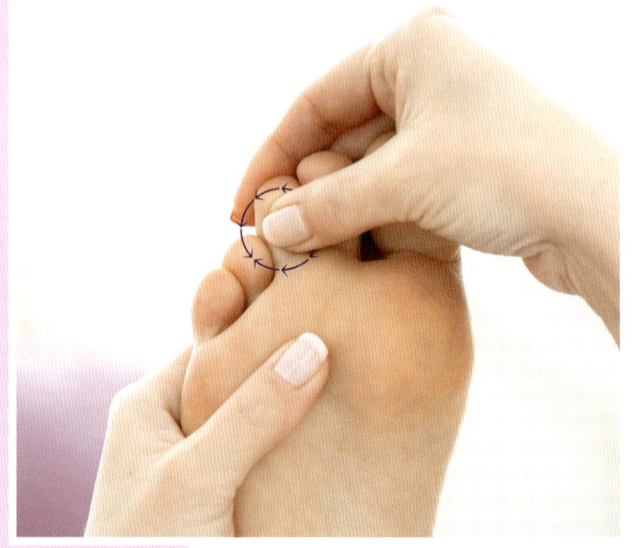

13. 耳
右足を左手で持ちます。右手の親指を、足の中指の第1関節の下にあて、この反射区に小さくローテーティングを行います。手をかえて左足に行います。

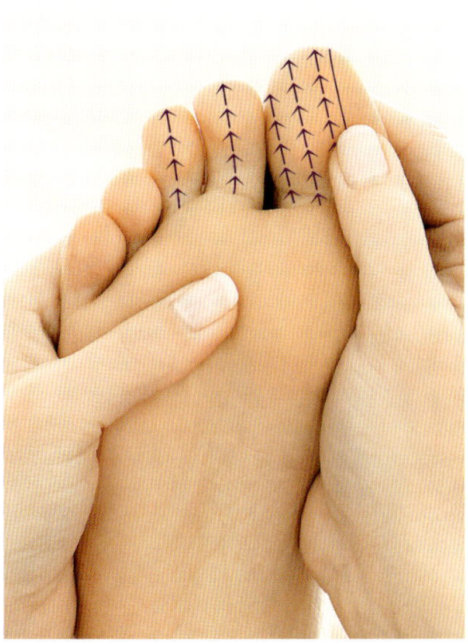

14. 副鼻腔
右足を左手で持ちます。右手の親指で、最初の3本の指を親指から1本ずつ上向きにクリーピングします。手をかえて中指からクリーピングして戻ります。左足にも同様に、右手で行います。

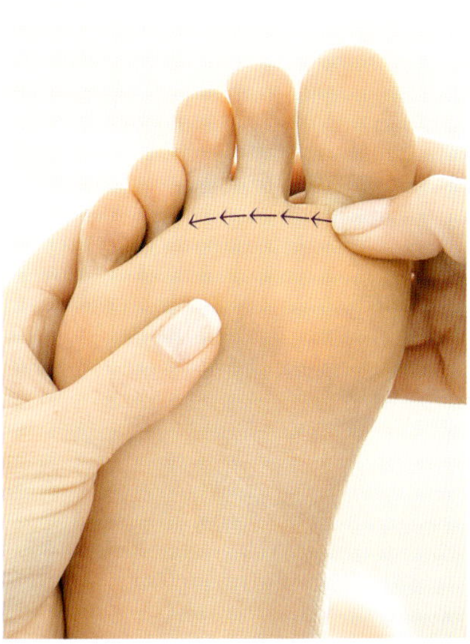

15. 首と甲状腺（足の底）
右足を左手で持ち、親指から中指までの指のつけ根に沿って、右手の親指で3回クリーピングします。手をかえて左足に行います。

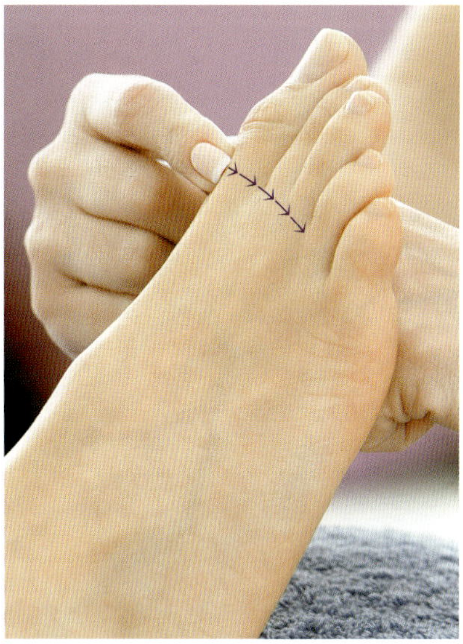

16. 首と甲状腺（足の甲）
右足を左手のこぶしで支えます。足の甲の親指から中指までの指のつけ根に沿って、右手の人差し指で3回クリーピングします。手をかえて左足に行います。

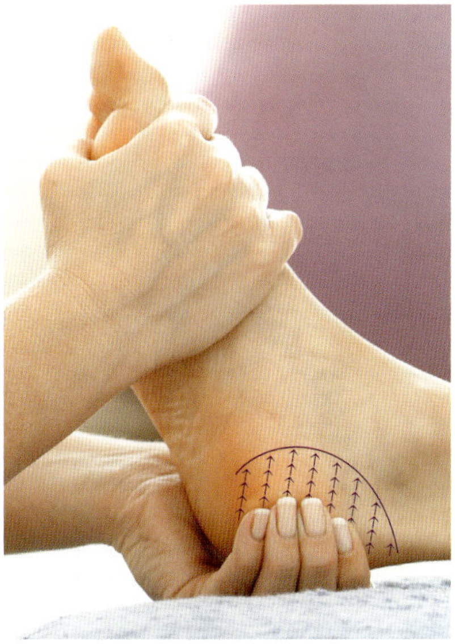

17. 尾骨
右足の甲を右手で持ちます。かかとの内側を、左手の4本の指で上に向かってクリーピングします。手をかえて左足に行います。

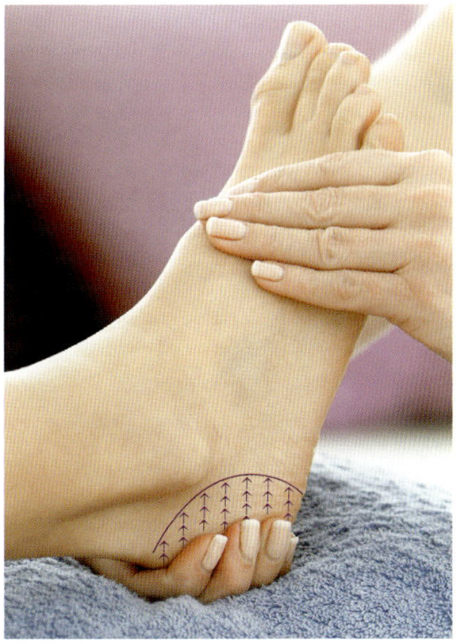

18. 臀部と骨盤
右足の甲を左手で持ちます。かかとの外側を、右手の4本の指で上に向かってクリーピングします。手をかえて左足に行います。

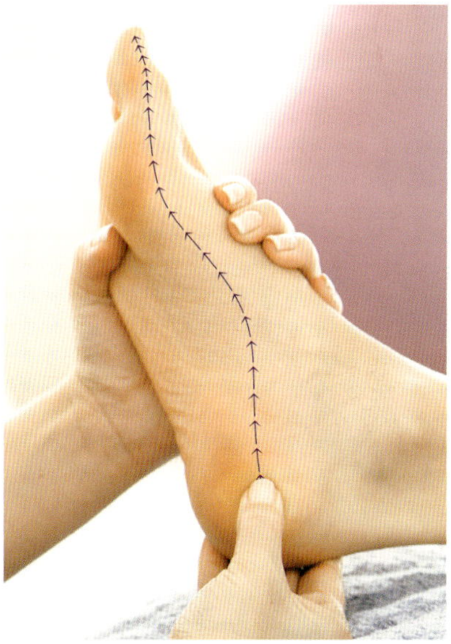

19. 脊柱（上向き）
右足を左手で持ちます。足の内側の縁を親指の先に向かって、右手の親指でクリーピングします。手をかえて左足に行います。

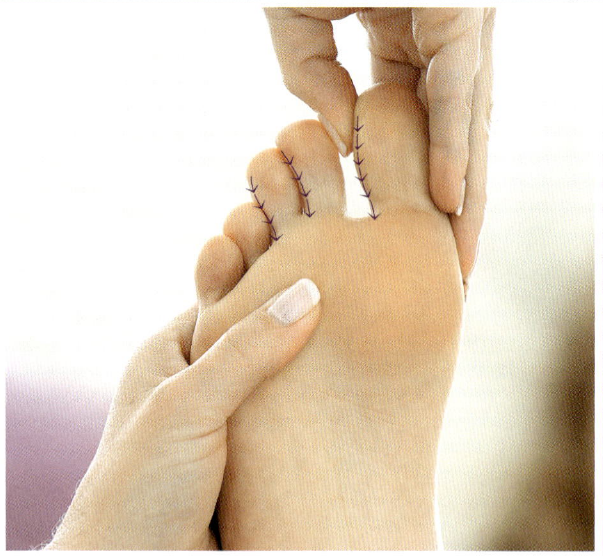

20. 慢性的な首の症状

このトリートメントは、慢性的な首の症状全般、特に年配者の症状に有効です。右足を左手で持ちます。親指から中指の外側を、右手の親指で下向きにクリーピングします。手をかえて左足に行います。

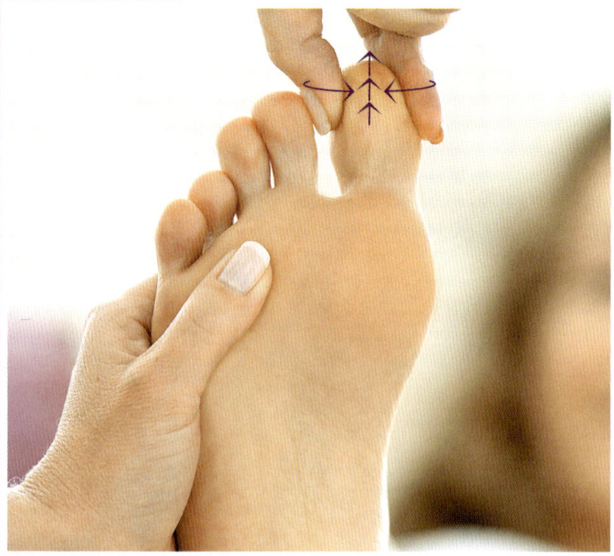

21. 首を回す

このテクニークは、関節炎やむち打ちで首がこる人に役立ちます。右足を左手で持ちます。親指から中指まで1本ずつ、右手の親指と人差し指で優しく持ち上げ、回します。手をかえて左足に行います。

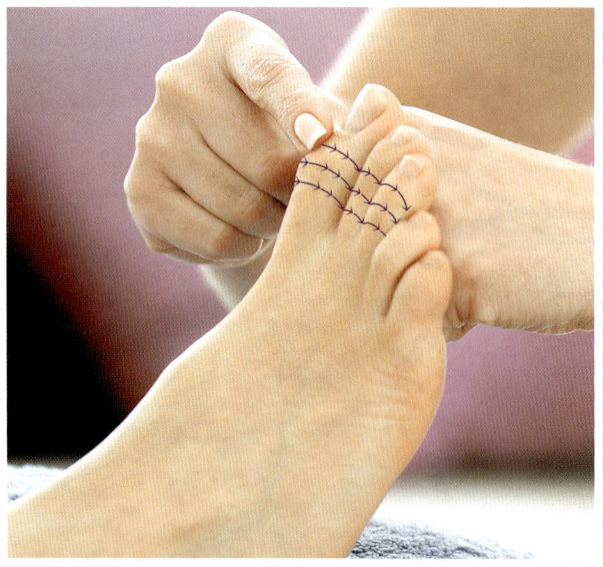

22. 顔

左手のこぶしを右足の底に押しあてます。右手の人差し指で、足の親指から中指までクリーピングします。手をかえて左足に行います。

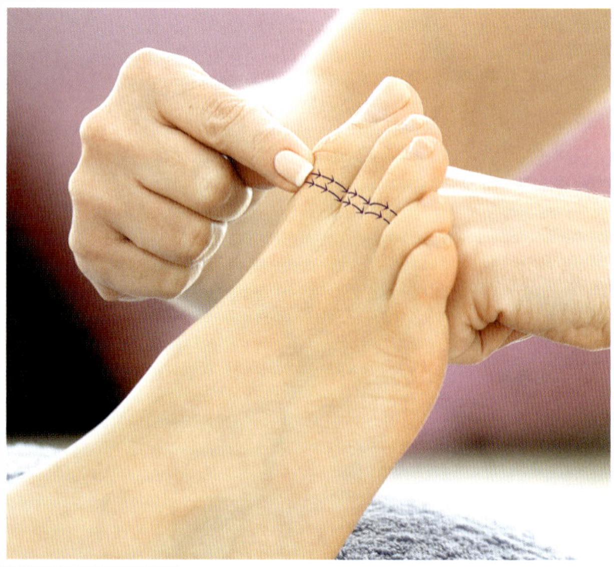

23. 歯

左手のこぶしを右足の底に押しあてます。上あごのトリートメントは、親指から中指の爪の生え際に沿って、右手の人差し指でクリーピングします。下あごのトリートメントは、親指から中指のつけ根のすぐ上に、同様にクリーピングします。手をかえて左足に行います。

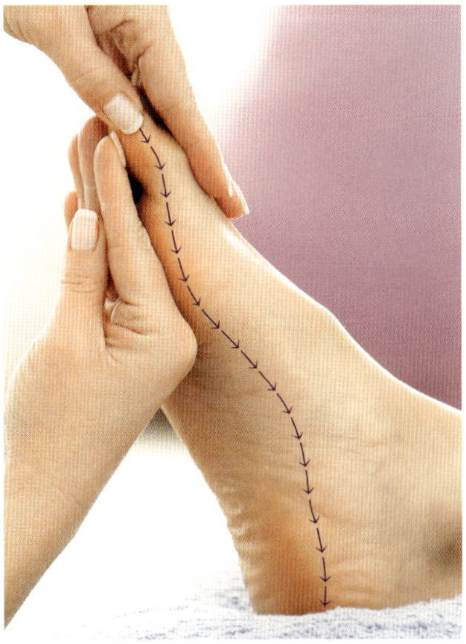

24. 脊柱（下向き）
右手の指の背で、右足の底を支えます。左手の親指で、足の内側の縁を下向きにクリーピングします。手をかえて左足に行います。

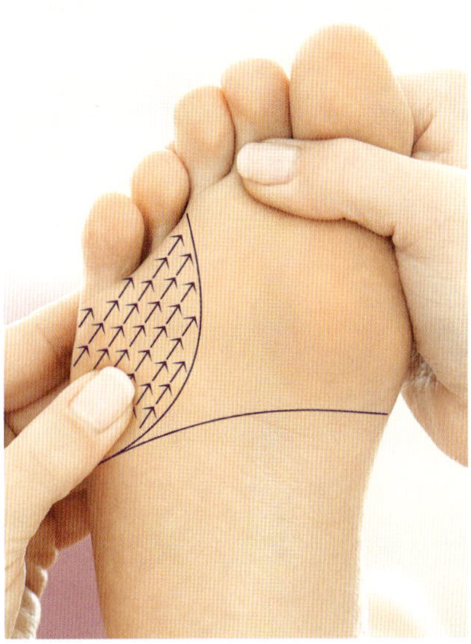

25. 肩（足の底）
右足の甲を右手で持ちます。左手の親指で肩の反射区をクリーピングします。手をかえて、右手の親指で逆方向にクリーピングします。手をかえて左足に行います。

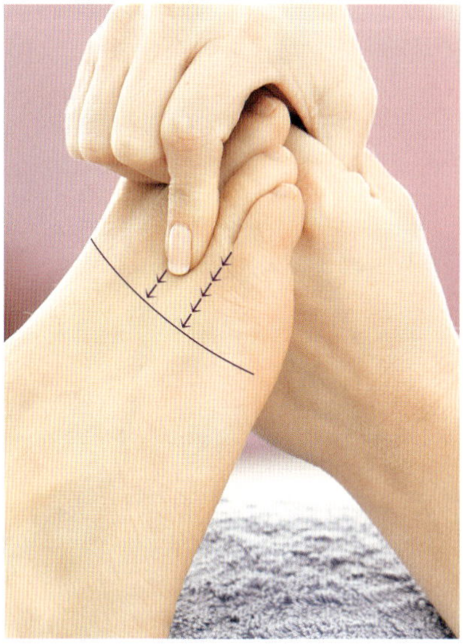

26. 肩（足の甲）
右足の底に左手のこぶしを押しあてます。薬指と小指の骨の横のくぼみを下に向かって、右手の人差し指でクリーピングします。手をかえて左足に行います。

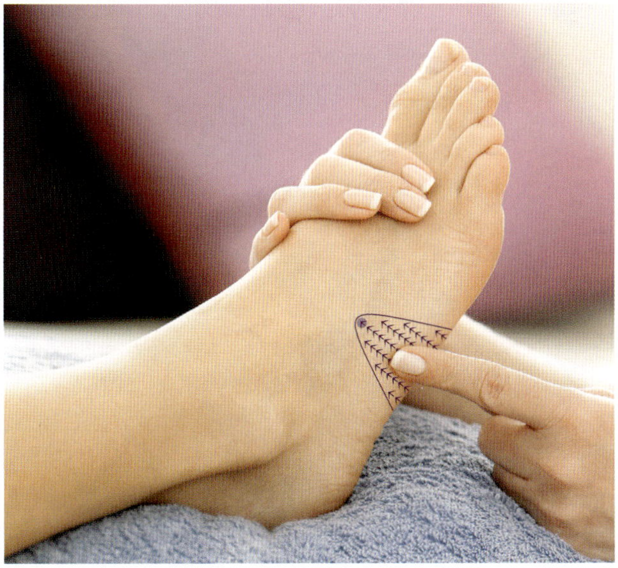

27. 膝と肘
右足を左手で持ちます。足の外側にある三角形の反射区を、右手の人差し指で上向きにクリーピングします。手をかえて左足に行います。

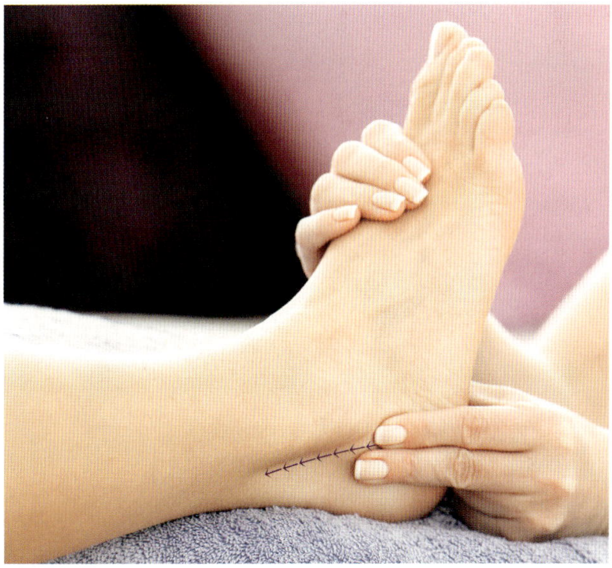

28. 坐骨神経1
右足の甲を右手で持ちます。くるぶしの後ろから4㎝上まで続く反射区を、左手の人差し指で上向きにクリーピングします。手をかえて左足に行います。

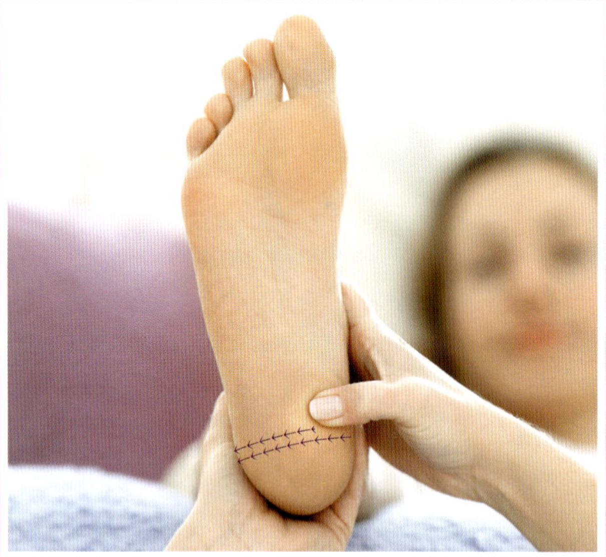

29. 座骨神経2

右足を左手で持ちます。骨盤ライン（p.10を参照）とかかとの先の中間あたりを、右手の親指で内側から外側にクリーピングします。これを2～3回くり返します。手をかえて左足に行います。

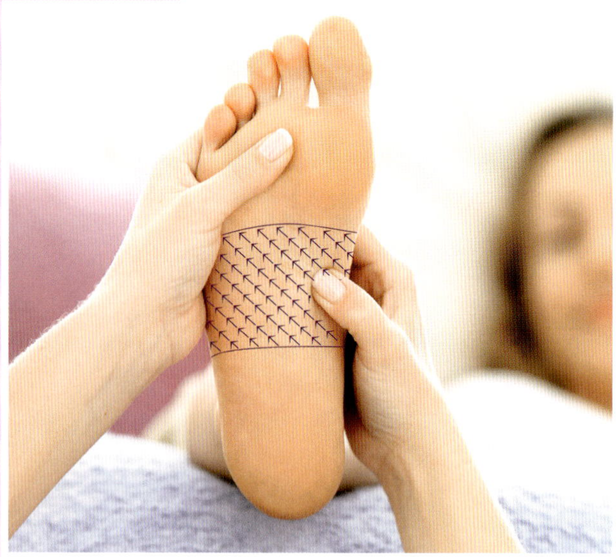

30. 肝臓

肝臓には過剰なホルモンを取り除く働きがあるため、ホルモン系の症状に有効なトリートメントです。肝臓の反射区は右足にしかありません。右足を左手で持ち、右手の親指で反射区を内側から外側に向かってクリーピングします。手をかえて左手の親指で逆方向にクリーピングします。

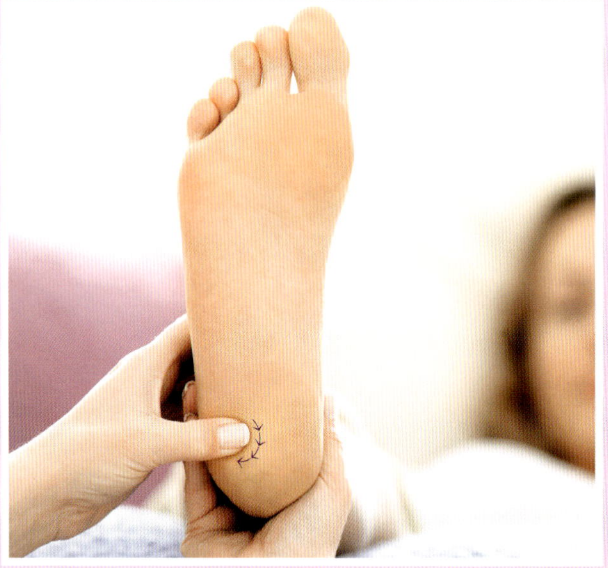

31. 回盲弁

回盲弁の反射区は右足にしかありません。右足を左手で持ちます。足の外側の骨盤ライン（p.10を参照）の下にある反射区を確認したら、左手の親指でフッキングアウト（p.13を参照）を行います。

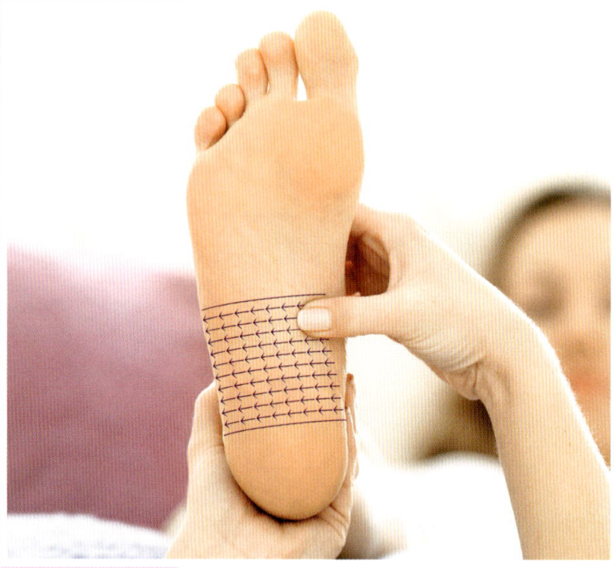

32. 腸

右足を左手で支えます。ウェストラインの下の反射区を、内側から外側に向かって真横に、右手の親指でクリーピングします。手をかえて、外側から内側に向かって左手の親指でクリーピングします。手をかえて左足に行います。

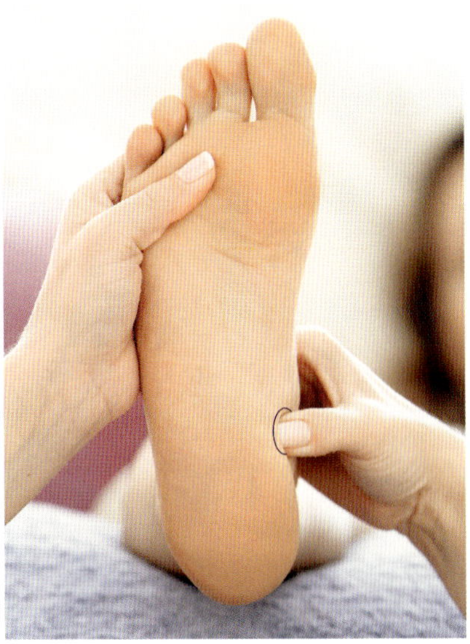

33. 膀胱

右足を左手で支えます。右手の親指で、足の内側の柔らかい部分にある膀胱の反射区を、2〜3回押します。手をかえて左足に行います。

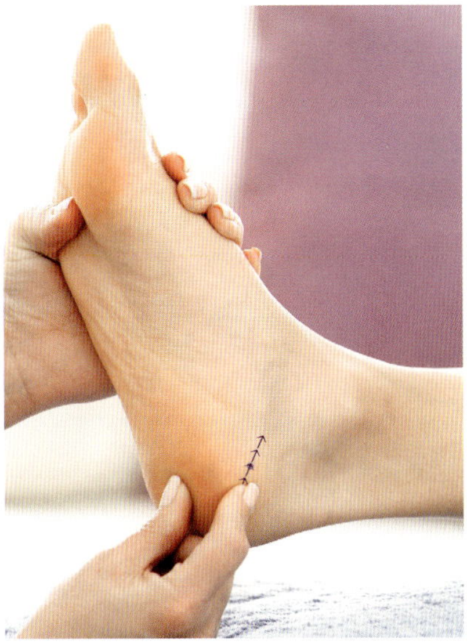

34. 子宮

右足を左手で持ちます。足の内側のかかとの先とくるぶしの間を、右手の人差し指でクリーピングします。手をかえて左足に行います。

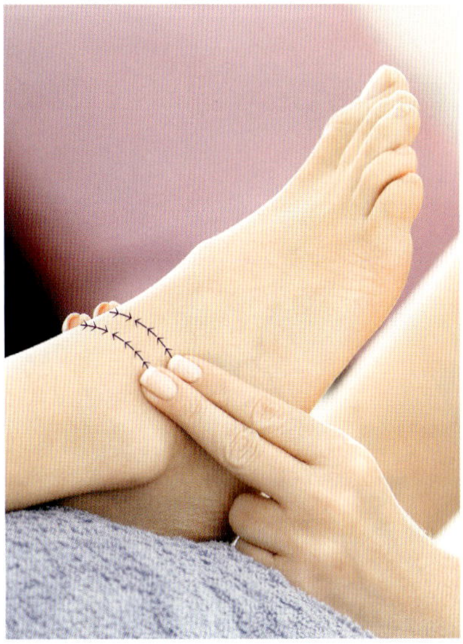

35. 卵管

両手の親指で右足の底を押して、足を支えます。両手の人差し指と中指で、足の甲を2〜3回クリーピングします。

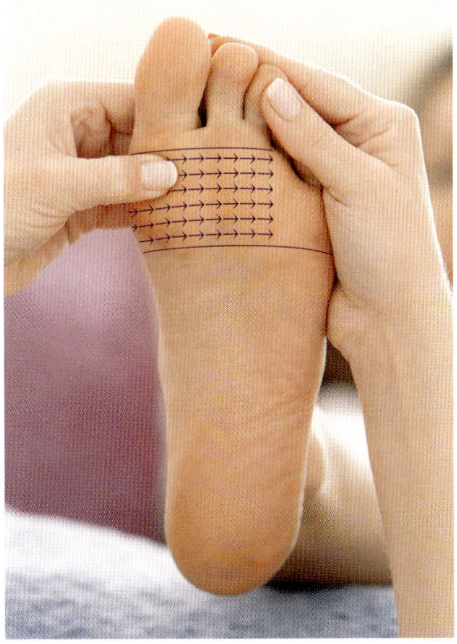

36. 心臓

心臓の主な反射区は、左足の親指から中指の下の部分です。右手で左足を持ち、左手の親指で反射区をクリーピングします。

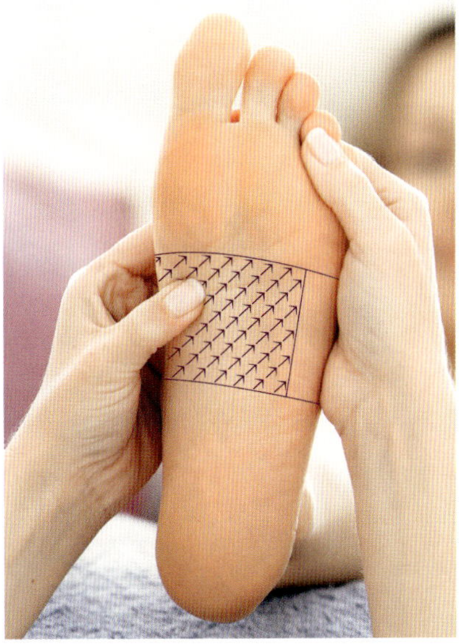

37. 胃と膵臓

胃の主な反射区は左足にあります。左手の親指で反射区を足の内側から外側までクリーピングします。手をかえて、右手の親指で逆向きにクリーピングします。

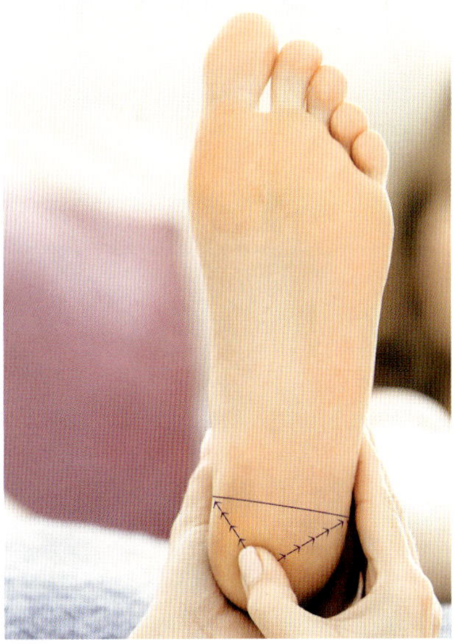

38. S状結腸

S状結腸の反射区は、V字型で、左足にしかありません。右手の親指でV字の内側のラインを、手をかえて左手の親指で外側のラインを、上向きにクリーピングします。

索引

さ

た

Photo credits

All photography Ruth Jenkinson, except the following: 1, 9, 11 Dominic Blackmore, 25, 96, 105 Gus Filgate, 55, 91 Image Source, 20, 23, 26, 38, 41, 48, 51, 53, 56, 62, 64, 71, 72, 79, 80, 87, 88, 109, 113 Corbis.

産調出版の関連書

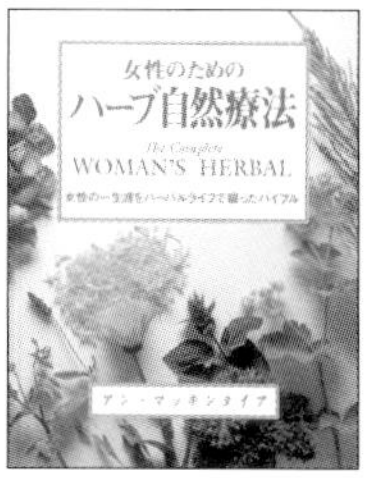

本体価格6,360円

女性のための ハーブ自然療法

女性の一生涯をハーバルライフで綴ったバイブル

アン・マッキンタイア 著

安全でやさしい薬用ハーブの利用法をわかりやすく解説。四季を通じて、家の庭から取れるハーブや植物を調合。健康のバランスをどのように維持していくかを表示。思春期から妊娠出産、更年期にいたる女性のそれぞれの時期を、ホルモンバランスを崩さず、すこやかにすごすためのノウハウを紹介。

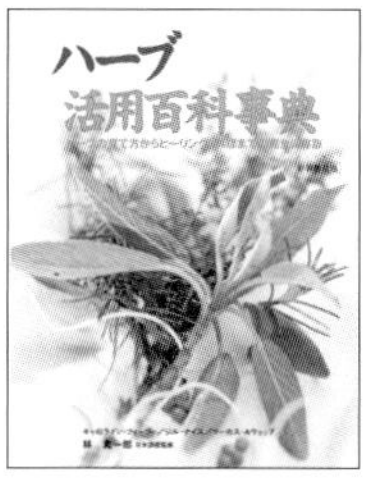

本体価格2,900円

ハーブ活用百科事典

ハーブの育て方や特徴、利用法がわかる活用の百科事典

キャロライン・フォーリー 他共著
林 真一郎 日本語版監修

すべてのハーブ愛好家に最適の1冊。よく知られた人気の高いハーブを網羅し、クッキングや化粧品、家庭薬として利用するための総合的な知識を解説。ハーブ図鑑も使いやすい。

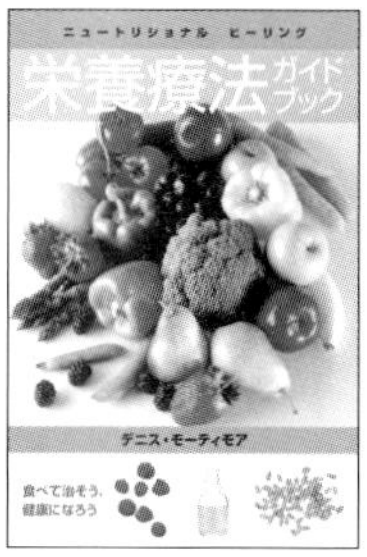

本体価格2,200円

栄養療法ガイドブック

食べて治そう、健康になろう

デニス・モーティモア 著

食生活を変えただけで、体にどれだけのメリットがあるかをわかりやすく紹介。全ページフルカラーのイラストや写真入りで様々な情報を網羅した、食生活を適切に管理する為のガイド本。

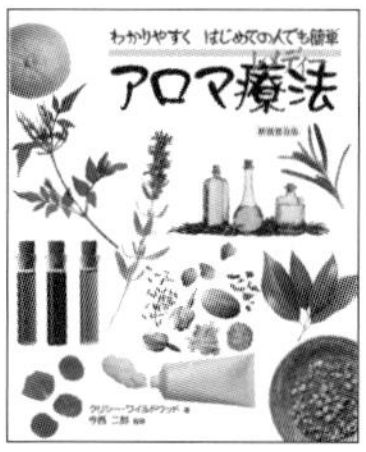

本体価格1,900円

アロマ療法（レメディー）

はじめての人にもできる香りの療法

クリシー・ワイルドウッド 著
今西二郎 日本語版監修

心と身体に健康をもたらすアロマセラピー。エッセンシャルオイルの購入やブレンドに必要な情報を網羅し、自宅でも簡単に行えるよう、120以上ものレシピを紹介。

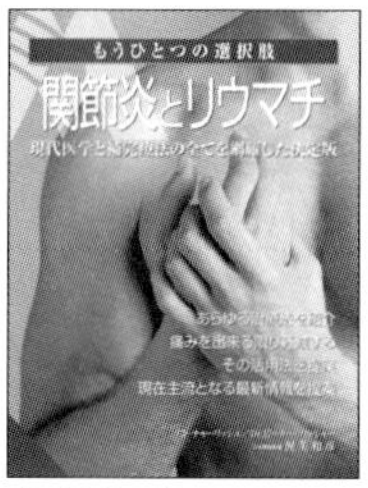

本体価格3,300円

関節炎とリウマチ

現代医学と補完療法の全てを網羅した決定版

アン・チャーリッシュ／
ピーター・フィッシャー 著
渥美 和彦 監修

注目の統合医療の視点から書かれた初めての本。関節炎を治療し痛みを軽減するために、現代医学を含めあらゆる補完療法を紹介。最新治療法の簡潔で率直なアドバイスを掲載。

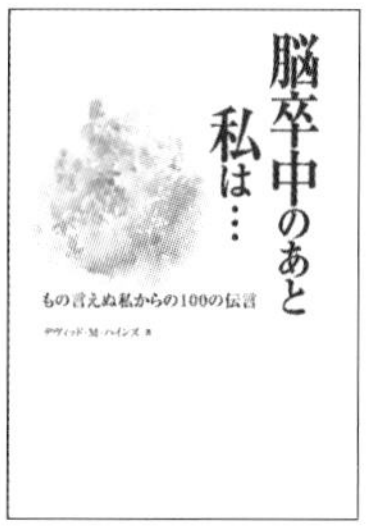

本体価格1,400円

脳卒中のあと私は…

物言えぬ私からの100の伝言

デヴィッド・M・ハインズ 著

脳卒中患者の70%は一命を取り留めるが、多くは脳に重い障害を受けて身体が不自由になったりして、患者本人も介護する家族にも重い負担となっている。本書の目的は、そういった脳卒中生存者に勇気と意欲を吹き込んで、可能な限り最高の回復を遂げてもらうこと。

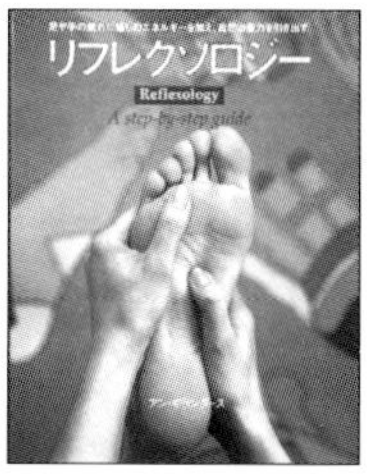

本体価格2,820円

足と手の リフレクソロジー

足や手に癒しのエネルギーを加え、自然治癒力を引き出す

アン・ギランダース 著

手足の反射点を圧して身体を正常な状態にする安全な療法。実践にちかいリアルな手足のイラストと解説で、一般の方にもわかりやすく実用的な入門書。さまざまな病気を治療する際に役立つ。

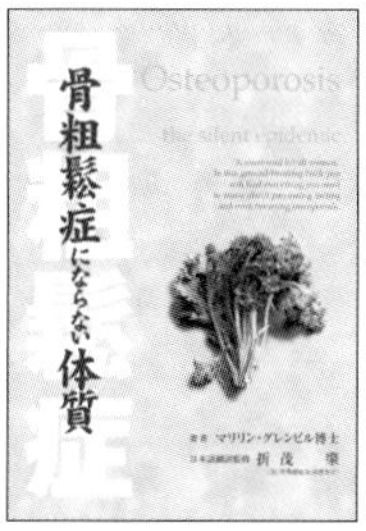

本体価格1,600円

骨粗鬆症

若々しく元気、老いても介護不要。その為に今、すべての女性が知っておくべきこと。

マリリン・グレンビル博士 著
折茂　肇 監修

骨粗鬆症が世界的に蔓延している。骨折して初めて、自分が骨粗鬆症であることに気づく場合もある。しかし、そんな目に会う必要はない。骨粗鬆症は治療できる病気であり、予防することもできる。本書は骨粗鬆症から生還する方法も教えてくれる。

リフレクソロジー関連書

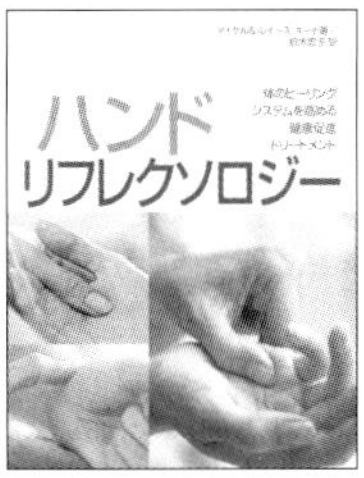

ハンド リフレクソロジー

体のヒーリングシステムを高める健康促進トリートメント

マイケル＆ルイーズ・キート 著

どんな場所でも誰にでも簡単に10～15分で出来るやさしいエクササイズを紹介。体のシステムバランスを整えて心の健康を増進しよくある軽い不調や病気のトリートメントがわかる。

本体価格2,200円

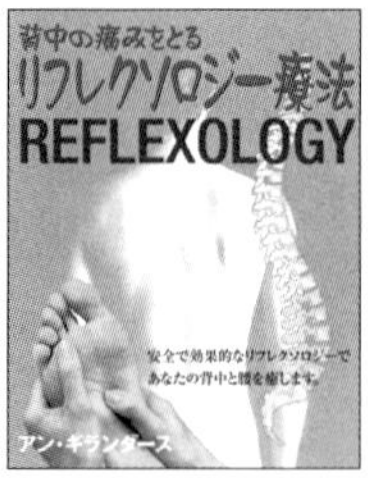

背中の痛みをとる リフレクソロジー療法

安全で効果的なリフレクソロジーであなたの背中と腰を癒します

アン・ギランダース 著

世界的に名高いリフレクソロジストである著者が、初めて背中と腰の痛みの為に執筆。全頁にオールカラーの写真が満載で分かり易く、特有の反射点を加えた新しい足の地図（フットチャート）も掲載。

本体価格2,600円

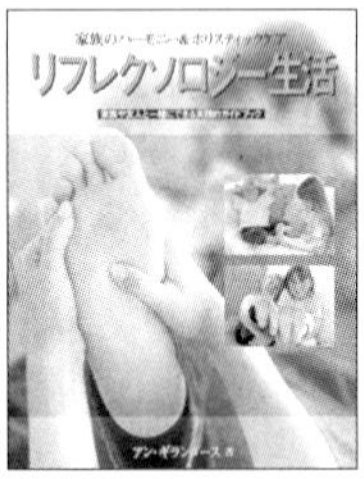

リフレクソロジー生活

家族や友人と一緒にできる実践的ガイドブック

アン・ギランダース 著

赤ちゃんからおじいちゃま、おばあちゃままでをケア。リフレクソロジーを日常生活にとり入れることで、家族の健康を守り、明るい家庭をつくるためのセルフヘルプマニュアル。

本体価格2,800円

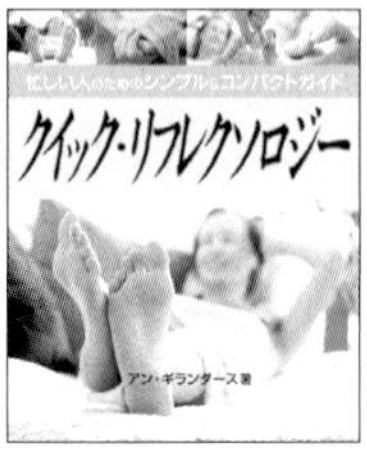

クイック・リフレクソロジー

忙しい人のための
シンプル＆コンパクトガイド

アン・ギランダース 著

いつでも、どこでも、リフレクソロジーの癒しの力で、身体と心のバランスを整え、さまざまなストレスや病気を乗り切るためのユニークで実践的なマニュアル。

本体価格1,600円

Reflexology for Women

女性のためのリフレクソロジー

発　　行　2007年7月1日
本体価格　2,300円
発 行 者　平野　陽三
発 行 所　産調出版株式会社
〒169-0074 東京都新宿区北新宿3-14-8
TEL.03(3363)9221　FAX.03(3366)3503
http://www.gaiajapan.co.jp

ISBN978-4-88282-615-6 C0077

Printed and bound in China

著　者：アン・ギランダース（Ann Gillanders）
世界的に有名なリフレクソロジスト。ブームのきっかけとなった『足と手のリフレクソロジー』、『リフレクソロジー生活』、『クイック・リフレクソロジー』、『背中の痛みをとるリフレクソロジー療法』（いずれも産調出版より刊行）の著者。British School pf Reflexologyの校長、Healing Points誌の編集長、リフレクソロジーに関する講座の開催、テレビやラジオ番組にも出演する。患者の治療には30年の経験があり、1980年よりセラピストの養成も行っている。

翻訳者：玉嵜 敦子（たまざき あつこ）
関西学院大学法学部卒業、在学中米国サンディエゴUS International Universityに留学。訳書に『やさしい中国医学の百科』『ハーブ薬膳クックブック』（いずれも産調出版）など。

First published in Great Britain in 2006 by Gaia, a division of Octopus Publishing Group Ltd
2–4 Heron Quays, London E14 4JP